KB250092

내 몸에 필요한
운동은 따로 있다

내 몸에 필요한 운동은 따로 있다

2011년 4월 5일 발행

지은이_ 김명화
펴낸이_ 박준기
펴낸곳_ 도서출판 맑은소리
주소_ 서울시 금천구 가산동 550-1 롯데 IT캐슬 2동 1206호
전화_ 02-857-1488
팩스_ 02-867-1484
등록_ 제10-618호(1991.9.18)

ISBN 978-89-7952-149-8 03510

• 저자와의 협의에 의하여 인지 부착을 생략합니다.

• 이 책 내용의 일부 또는 전부를 재사용하려면 반드시 저작권자와 도서출판 맑은소리 양측의 서면에 의한 동의를 받아야 합니다.

• 책값은 표지에 있습니다.

• 잘못 만들어진 책은 구입처와 본사에서 교환해드립니다.

내 몸에 필요한
운동은 따로 있다

건강한 사람이
해야 하는 운동
병이 있는 사람이
해야 하는 운동

우송대학교 스포츠건강관리학 **김명화 교수** 저

맑은소리

　요즈음은 학생들과 대화하고 소소한 지식을 알려주는 데에 보람을 느낀다. 학생들에게 강의를 할 때면 나는 1984년부터 현재까지 운동에 대한 이야기를 지속적으로 해오고 있다고 한다.

　운동이란 무엇일까?

　운동이란 단어를 떠올릴 때면 언제나 무수히 많은 장점만을 생각하게 된다. 내가 가장 좋아하는 운동의 장점은 운동을 하게 되면 누구나 건강해진다고 느낀다는 점이다. 건강한 사람뿐만이 아니라 환우들에게도 운동은 의학적으로 질병을 이길 수 있는 체력을 만들어주고 그만큼 일상생활에 피로를 느끼지 않고 생활할 수 있으므로 삶의 질이 향상 된다고 할 수 있다.

　우리나라도 이제는 잘사는 선진국 대열에 들어가 경제가 더욱 활성화되고 사회가 안정되어 있기 때문에 건강에 대한 관심도 그만큼 증가하고 있다. 경제가 부흥되면 국민 전체가 더욱 많은 여가를 즐길 수 있고 운동에 참여하는 사람이 더 늘어나기 때문이다.

　우리 주변을 돌아보면 운동을 규칙적으로 하는 사람, 불규칙적으로 하는 사람, 거의 안 하는 사람으로 구분 할 수 있다. 운동을 하면 누구나 건강을 찾을 수 있다는 사실을 알면서도 운동을 적극적으로 하지 못하는 사람들을 많이 보게 된다.

　미국에서는 전체 인구의 60퍼센트 정도가 규칙적이든 불규칙적이든 꾸준한 운동을 한다. 자신의 건강을 유지·증진하기 위해 어떤 운동을 하느냐고 물어보면 대부분의 사람들은 어떤 운동 종목으로 일주일에 며칠, 하루에 몇 분 정도 해야 하는지 자신의 건강 상태에 따른 운동 방법을 정확하게 대답한다. 하지만 우리나라 사람들은 얼마나 이러한 질문에 정확한 대답을 할 수 있을까?

필자는 우리나라의 건강한 사람들이 운동을 해서 더욱 건강한 삶을 살 수 있기를 바라며 질병 때문에 건강하지 못한 사람들은 운동을 '병을 치료하는 수단'으로 이용했으면 하는 바람이 있다.

이 책이 이러한 질문에 대한 대답을 모두 시원하게 해결해줄 수 있다고는 생각하지 않지만 문제를 해결해줄 수 있는 여러 책 중에 하나가 되어 진정으로 운동을 하고자 하는 분들에게 도움이 되었으면 한다.

학문의 길로 이끌어주시고 책이 완성되기까지 격려와 지도 편달을 아끼지 않으셨던 고(故) 선병기 은사님과 김성수 교수님, 홍승길 교수님께 감사드리며 스포츠의학의 길로 이끌어주신 한독약품 김철준 사장님과 출판을 허락해주신 맑은소리 출판사 박준기 사장님께 감사드린다.

또한 중앙일보 고종관 부장님, 우송학원 김성경 이사장님, 존 엔디컷 총장님께 진심으로 감사드리며 항상 지속적인 용기와 신뢰를 준 아내 경옥과 글이 잘 이해될 수 있도록 돕고자 애썼던 딸 세희와 아들 한조에게 다시금 고마움을 전한다.

2011년 3월

김명화

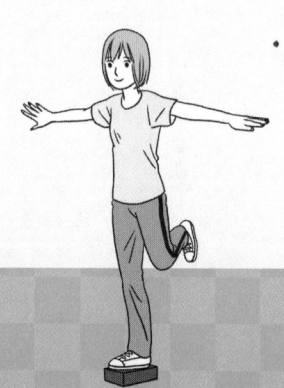

Part 2 | 건강한 사람을 위한 운동

1 운동이 건강을 지켜준다

2 건강 증진을 위한 운동 종목

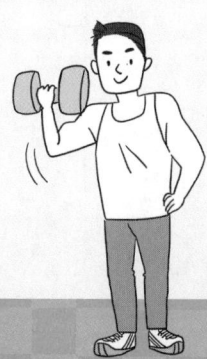

Part 3 성인병 환자를 위한 운동

7 기타 질환이 있는 사람에게 좋은 운동

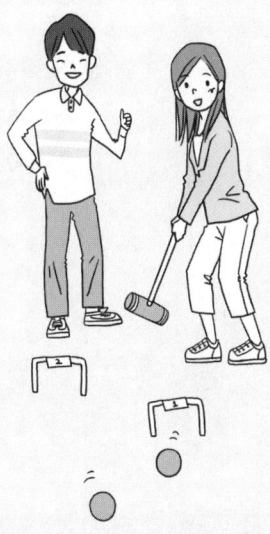

Part 4 내 나이에 맞는 운동은?

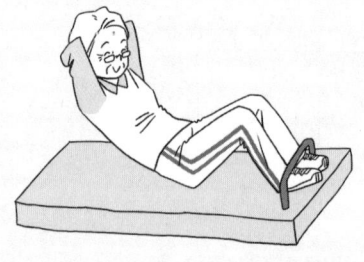

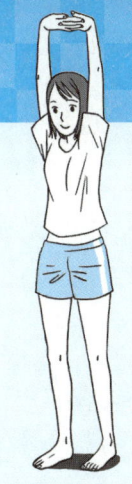

Part 5 여성과 운동

1 여성을 위한 평생 건강 관리

Part 6 운동을 하다가 다쳤을 때

1 부상의 종류와 치료

2 몸의 각 부위에 생길 수 있는 부상

3 응급처치는 어떻게 하나?

Part

1

운동에도
처방이
필요하다

나에게 알맞은
운동 프로그램을 찾자

운동 처방이란 무엇인가?

우리가 어떤 질병에 걸리게 되면 그 질병의 검사 결과에 따라서 의사의 처방을 받아 치료를 하는 것처럼, 나에게 알맞은 운동을 하기 위해서는 자신의 신체적 특성에 맞는 적절한 운동 프로그램을 처방받아야 한다. 그러나 대부분의 사람들은 운동을 처음 시작할 때 자신의 과거 경험에 따라서, 혹은 다른 사람들이 하는 그대로 따라하는 경향이 있다.

운동 처방이란 개인의 의학적 상태와 나이, 체력 수준 등을 고려하여 운동의 종류와 형식을 선택한 다음 개인에게 가장 효과적인 운동 강도와 운동량을 설정하여 체력을 향상시키는 것을 말한다. 올바른 처방에 따른 운동으로 체력을 증진하면, 현재 질병이 없더라도 앞으로 질병을 발생시킬 수 있는 위험 요인이 줄어들어 삶의 질을 향상시킬 수 있다.

조선 시대에도 운동을 처방했다

조선 시대 선조 때의 기록을 보면, 한의학자 허준이 중풍에 걸린 광해군을 치료하면서 광해군에게 매일같이 일정량의 장작을 패도록 권했음이 남아 있다. 이를 보면 조선시대에도 운동을 치료의 수단으로 사용했다는 것을 알 수 있다.

그러나 우리나라에서 과학적인 운동 처방이 실시된 것은 1984년 코오롱 스포렉스에서 TDS Training doctor system, 과학적인 운동 처방 시스템를 시행한 것과 1986년 서울 아시안게임, 1988년 서울 올림픽을 준비하면서부터라고 할 수 있다. 당시 우리나라에서 열리는 국제 대회를 앞두고 우수 선수들의 체력을 관리하고 경기력을 향상시키기 위해 한국체육과학연구원과 각 대학에서 운동 처방을 실시했다.

그 이후 각 종합병원과 복합 스포츠센터에서는 이를 일반인들에게 적용하여 보다 과학적인 운동을 할 수 있도록 운동 처방을 실시하고 있다.

선진국 사람들에게 건강을 유지·증진하기 위한 운동 방법을 질문하면 60% 정도는 현재 자신의 의학적 건강 상태와 체력 상태에 맞는 운동의 종류, 강도, 시간, 횟수를 대답한다고 한다. 하지만 우리나라 사람들에게 똑같은 질문을 했을 때 정확한 대답을 할 수 있는 사람이 얼마나 될까 의문이 든다.

운동 처방은 건강한 사람에게는 질병을 예방할 수 있게 하고, 상해와 질병이 있는 사람들에게는 신체 기능을 회복하도록 돕는다. 그중에서도 특히 유연성 관절의 움직일 수 있는 범위과 근력 자신이 한 번에 발휘할 수 있는 최대의 힘, 지구력 운동 시 피로를 느끼게 될 때까지

한국체육과학연구원

2008년 베이징 올림픽에서 국가 대표 팀이 획득한 금메달은 한국체육과학연구원에서 각 종목에 따른 경기력 향상을 위한 운동프로그램의 효과라 할 수 있다. 연구원은 체육 정책과 체육 지도자 양성, 스포츠 용품 산업 지원 등 한국 스포츠계의 다양한 발전을 위한 곳으로 서울 태릉에 위치하고 있다.

지속할 수 있는 운동 능력을 증진시키는 데 많은 도움을 준다.

최근에는 운동 부족 때문에 주로 생기는 질환인 허혈성심질환*, 당뇨병, 비만, 요통 등의 성인병에 대해서 많은 연구가 이루어지고 있는데, 운동을 통해 질병을 치료하기 위해서는 '질병에 따라 어떤 운동을 얼마나 해야 하는지'가 중요하다. 질병을 가진 사람에 맞춰 안전하고 효과적인 운동 방법을 찾는 것이 가장 중요하기 때문이다. 따라서 각종 의학 검사를 통해 질병이 어느 정도인지 파악하고 적합한 운동 방법을 결정해야 한다.

허혈성심질환
심장의 관상동맥을 통하여 심장 근육에 공급되는 산소가 부족해 가슴 부위나 좌측 팔 부위에 통증을 느끼는 질환

또한 건강을 위해서는 운동 이외에 균형 있는 식습관, 금연, 절주 등의 올바른 생활 습관을 가져야 하며, 운동이 몸에 좋다고 해서 무리하게 하면 오히려 역효과가 날 수 있다.

요즘은 프로 운동선수들이 자신의 경기력 향상을 위해 체력 관리를 하던 중에 불의의 상해를 입는 경우가 늘고 있다. 따라서 일반인의 건강 증진뿐만 아니라 운동선수들의 경기력 향상을 위한 체력 증진과 운동 상해에 대한 재활 운동 처방에도 많은 연구가 필요하다.

2

운동을 하면 왜 좋은가?

건강해짐을 느낀다

개인의 나이나 성별, 체력적인 조건에 따라 느끼는 정도가 다르겠지만, 운동을 하게 되면 자신이 건강해짐을 느끼게 된다.

개인마다 운동량에는 차이가 있지만 보통 하루에 25분 이상 규칙적으로 운동을 해서 약 100칼로리Cal의 열량을 소모하면 소화가 안 되던 것이 잘 된다든지, 평소 초조한 긴장감이 사라진다든지, 밤에 잠을 설치는 대신 깊게 잠들 수 있다든지 하는 등의 효과를 볼 수 있다. 또한 별다른 이유 없이 체력이 떨어져서 만성피로에 시달리던 사람들은 운동을 꾸준히 한 다음부터 몸과 마음이 상쾌해졌다고 하는 경우도 있다.

물론 이러한 반응을 객관화할 수는 없지만 현대인의 가장 보편적인 증상들피로, 두통, 어지러움, 손발 저림 등을 없애 주고 활력이 넘치는 생활을 할 수 있게 해준다는 것이 운동의 가장 큰 효과라고 할 수 있다.

균형 잡힌 체격을 만들 수 있다

비만이란, 음식으로 섭취한 칼로리가 잠을 자거나 신체를 움직여서 소비되는 열량보다 많을 때 지방으로 저장되어 피하에 과다하게 쌓인 상태를 말한다.

운동은 '체내 지방과의 싸움'이라고 말할 수 있다. 운동을 하면 체내 지방이 에너지로 사용되기 때문에 몸 안에 지방이 쌓이지 않으면서 근육이 발달한다. 따라서 체중에는 그렇게 큰 변화가 나타나지 않을 수 있다. 예를 들어 역도선수 등은 겉으로는 뚱뚱하게 보이지만 실제로 체내 피하지방은 거의 없다. 운동선수들은 근육이나 골격이 발달해야 힘을 발휘할 수 있기 때문에 뚱뚱해 보이더라도 운동으로 만들어진 근육질의 체격인 경우가 대부분이다. 따라서 비만을 판정할 때 키에 비례하여 표준체중을 산출하는 것은 운동선수나 운동량이 많은 사람들의 경우에는 비합리적이다.

비만한 사람이 운동을 하게 되면 체내의 지방량이 줄어들고 근육이 많아지며, 잠을 자거나 가만히 있더라도 체내의 열량 소모가 많아진다. 따라서 체중 조절이 쉬워지고 균형 잡힌 체격을 가질 수 있게 된다.

심장 기능이 향상된다

강한 운동에도 견딘다

심장은 필수 영양소인 당, 단백질, 지방뿐만이 아니라 물, 산소, 전해질, 염소, 나트륨 등을 각 조직으로 운반하고 불필요한 노폐물을 제거하는, 우리 몸에서 가장 중요한 장기 중 하나이다.

운동을 꾸준히 했을 때 우리 몸에 나타나는 가장 큰 효과는 바로 심장 기능이 좋아진다는 것이다. 특히, 규칙적이고 지속적인 운동으로 신체가 단련된 사람은 안정을 취하고 있을 때의 심장 박동수_{심박수, 맥박}가 평소 운동을 하지 않는 사람에 비해서 낮은데, 그 이유는 운동으로 인해 심장 자체가 커졌거나 심장근육의 수축력이 강해졌기 때문이다.

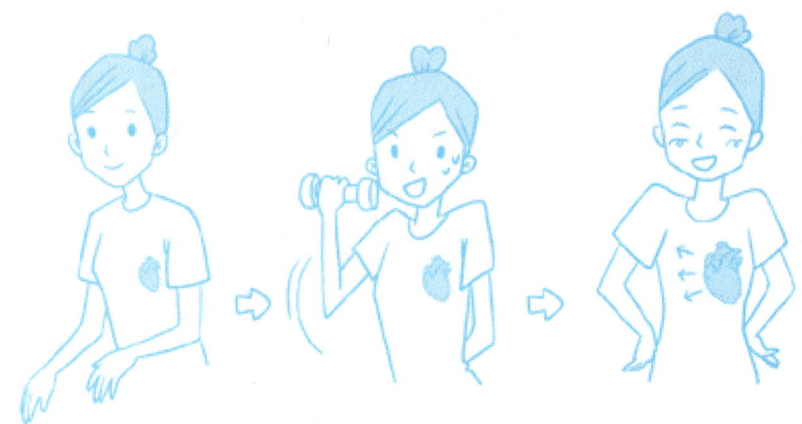

● 규칙적으로 꾸준히 운동을 하면 심장의 크기가 커지고 기능이 향상된다.

이렇게 심장 기능이 좋아지면 심장에서 1회에 뿜어져 나오는 혈액량이 많아지므로, 각 신체 조직으로 운반되는 산소나 영양분 등을 필요한 양보다 훨씬 더 많이 공급해 줄 수 있게 된다. 따라서 강한 운동에도 견디어 낼 수 있는 것이다.

최대 심박수가 증가한다

운동 강도가 증가하면 당연히 심박수도 증가한다. 하지만 아무리 운동 강도가 증가하더라도 심박수는 어느 한계에 이르면 더 이상 증가하지 않는다. 이때의 심박수를 '최대 심박수'라고 한다.

최대 심박수는 연령에 따라 다르다. 20대는 1분에 200회이고, 10대는 이보다 약간 높고, 30대부터는 나이가 많아지면서 서서히 감소하게 된다. 20대는 운동을 해서 심장의 기능이 향상되더라도 심박수는 크게 증가하지 않는다. 반면 중·고령자는 운동을 하면 젊은 사람과는 다르게 최대 심박수가 증가한다.

최대 심박수가 증가하면 심장이 빠른 수축과 이완을 할 수 있게 되어 '최대로 운동을 할 수 있는 능력'이 좋아진다. 따라서 강한 운동을 잘 해낼 수 있게 되고, 운동을 할 때 피로를 빨리 느끼던 사람의 피로 회복 능력이 좋아지게 된다. 이것이 바로 운동의 효과이다.

질환으로 인하여 가만히 병상에 누워 있게 되면 체내의 전반적인 기능이 저하된다. 특히 얼마간은 심장에 부담을 줄 수 있는 운동이 불가능해질 정도로 전보다 심장 기능이 저하되어 운동 능력이 현저하게 떨어진다. 그러나 병이 호전되어 이전 생활로 돌아갈 수 있을 만큼 회복이 되면, 심장의 기능이 향상되어 운동 능력도 향상된다.

그리고 몸이 회복될 때 운동을 하면 운동 능력이 더욱 좋아져서 회복이 빨라지고, 병상 생활을 하기 전보다 더 높은 수준으로 체력이 향상될 수 있다.

알·고·합·시·다
스포츠와 심장

운동선수의 심장 크기가 일반인들보다 크다는 것은 오래전부터 알려져 있는 사실이다. 그런데 심장은 운동의 종류에 따라 커지는 부위가 다르다. 심장 초음파를 통해 심장근육 벽의 두께와 크기를 세밀하게 측정해 보면, 일반적으로 수영이나 마라톤 등 지구력 운동을 하는 선수의 심장은 심실은 크지만 심실벽의 두께는 정상이고 역도, 레슬링, 투포환 등의 비지구력 운동을 하는 선수들은 심실의 크기는 정상인데 비하여 심실벽은 더 두껍게 나타난다.

혈압에도 영향을 미친다

일반적으로 운동을 하면 혈압이 상승한다. 특히 운동 시에는 수축기 혈압최고혈압, 심장이 수축할 때 혈관에 미치는 압력이 눈에 띄게 상승해서 평상시 120mmHg혈압의 단위에서 230mmHg 정도까지 증가하는데, 이완기 혈압최저혈압, 심장이 이완할 때 혈관에 미치는 압력은 약간 떨어지기도 하며 때로는 변화하지 않는 경우도 있다.

운동 중에는 나이가 많은 사람의 혈압이 젊은 사람에 비해 눈에 띄게 높아진다. 운동을 하면 심장에서 뿜어내는 혈액의 양이 많아지는데, 고령자의 경우 젊은 사람에 비해 혈관이 잘 확장되지 않는다. 따라서 평소와 같은 굵기의 혈관으로 계속해서 많은 혈액이 흐르기 때문에 압력이 높아지는 것이다. 혈압과 심박수의 관계를 살펴보면 운동으로 심박수가 10회 증가할 때 남성은 약 10mmHg 정도, 여성은 약 8mmHg 정도 혈압이 상승한다.

하지만 많은 연구 결과로 입증되었듯이 경미한 고혈압 환자의 경우 규칙적인 운동으로 혈압을 낮출 수 있다고 한다. 예를 들어 규칙적으로 조깅을 한다고 할 때, 몇 개월이 지나서 운동 중 혈압을 측정하면 조깅을 시작하기 전에 비해 혈압이 눈에 띄게 감소한 것을 확인할 수 있다. 이것은 조깅으로 인하여 혈관이 확장되어 같은 운동 강도에서 심장이 받는 부담이 적어진 것을 의미하므로, 이전보다 더 많은 운동량을 견디어 낼 수 있게 되는 것이다.

이처럼 혈압은 규칙적인 운동에 의해서 낮아지지만 그렇다고 해서 정상적인 혈압이 저혈압이 되거나 본래의 저혈압이 더욱 악화되지는 않는다. 따라서 안정 시 혈압이 낮은 사람이 운동으로 인해 혈압이 싱승했는데도 수축기 혈압이 135mmHg 이하이거나, 혹은 운동의 강도가 높아지는데도 불구하고 혈압이 떨어지면 심장 기능에 이상이 있는 것이므로 반드시 정밀 검사를 받아야 한다.

고혈압이나 혈압이 낮은 경우는 운동으로 인하여 심장 등 순환기에 부담이 갈 수 있으므로 정확한 검사를 받은 후에 꼭 적절한 운동 처방을 받아 운동을 해야 한다

알·고·합·시·다

팔운동보다 다리운동이 효과적이다

팔운동과 다리운동을 할 때 각각의 혈압을 비교해 보면 팔운동을 할 때 혈압이 눈에 띄게 상승하는 것을 볼 수 있다. 이것은 일부분의 근육을 강하게 수축하는 운동이 전신운동에 비해서 혈압을 눈에 띄게 상승시킨다는 것을 의미한다. 따라서 고혈압인 경우는 되도록 철봉이나 평행봉, 역기, 줄다리기 등의 상체운동보다는 고정식 자전거, 걷기 등의 다리운동을 하는 것이 더 안전하다고 할 수 있다.

동맥경화 예방에 도움을 준다

나이가 많아지면서 동맥이 탄력을 잃고 딱딱해지는 것은 누구에게나 나타나는 현상이다. 그런데 혈액 내 지방 수치가 높으면 동맥

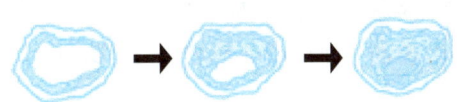

● 혈관에 지방이 쌓이면 혈관이 좁아지고 막히게 된다.

경화증과 심장 질환을 일으키는 주요 위험 요인이 된다. 따라서 동맥경화를 예방하기 위해서는 콜레스테롤정상 범위 (240mg/dl)이 적은 음식을 섭취하며 식사량을 줄여야 한다.

그러나 아프리카의 마사이족은 고기, 우유 등 콜레스테롤이 많은 음식을 섭취하는데도 혈중 콜레스테롤이 낮다고 한다. 에스키모인도 칼로리가 높은 육류를 많이 먹지만 혈중 지질 수치가 낮다. 이와 같이 칼로리가 높고 콜레스테롤이 많이 함유된 음식을 섭취하는데도 그들이 건강하게 살 수 있는 이유는 항상 격렬한 육체노동을 하며 생활하기 때문이다. 즉, 혈액 내 지방은 음식뿐만 아니라 신체활동에 의해서도 많은 영향을 받는다는 것이다.

실제로 규칙적으로 운동을 하는 경우는 콜레스테롤 수치가 낮지만 운동을 하

지 않는 사람은 혈액 중에 지방질이 많고, 지구성 운동인 조깅이나 걷기, 수영, 등산 등을 하면 콜레스테롤이나 중성지방 상 범위 (180mg/dl 등의 지방질이 감소된다.

콜레스테롤에는 총 콜레스테롤, 저밀도 지방단백질 콜레스테롤, 고밀도 지방단백질 콜레

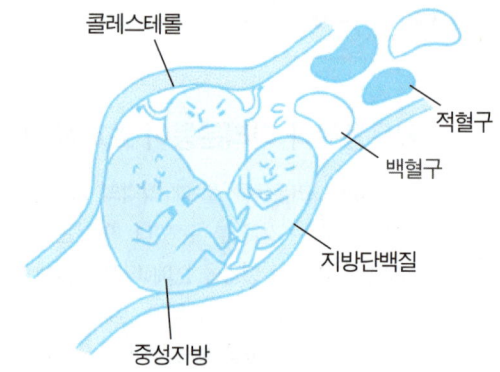

콜레스테롤

적혈구

백혈구

지방단백질

중성지방

● 콜레스테롤과 중성지방이 높으면 동맥경화를 유발하여 심장 질환을 일으킨다.

스테롤 등이 있는데, 고밀도 지방단백질 콜레스테롤은 혈관벽에 붙어 있는 지방질을 청소하거나 윤활 작용을 하여 혈관벽에 콜레스테롤이 붙는 것을 방해하는 좋은 콜레스테롤로서 동맥경화증이나 심장 질환을 예방해준다.

정신 건강에 좋다

운동은 신체적 건강은 물론 정서적인 긴장을 해소시켜서 정신 건강에도 도움이 된다.

우리가 어떤 일에 대해 긴장하거나 두려움을 느끼면 자율신경계에 이상이 나타나 불안을 느끼게 되는데, 이럴 때 걷기나 볼링, 조깅 등의 운동을 하면 어느 정도 불안감을 해소시킬 수 있다. 그 이유는 운동을 하면 뇌 조직으로 가는 혈액의 양이 많아져서 뇌에 충분한 산소가 공급되기 때문에 편안함을 느끼게 되는 것이다.

자율신경계
의지와는 관계없이 신체 내부의 기관이나 조직의 활동을 지배하며 조절하는 신경. 교감신경과 부교감 신경이 있다.

운동은 몸을 움직이면서 머릿속에 남아 자신을 괴롭히는 문제에서 잠시 벗어나게 하는 좋은 계기도 된다. 그리고 운동으로 땀을 흘리면 체내 염분과 납 등 몸 안에 있는 유해 물질이 배출되어 편안한 잠을 잘 수 있게 되므로 건강에 도움이 된다.

또한 운동은 요즘 사회적인 문제가 되고 있는 우울증에도 효과가 있다. 우울증은 뇌 조직에서 신경전달물질을 촉진하는 호르몬인 세로토닌의 분비가 부족할 때 나타나는데, 운동을 하면 세로토닌의 분비가 많아져서 치료에 도움을 주기 때문이다.

운동이 정신 건강에 미치는 영향은 이뿐만이 아니다. 꾸준하게 운동을 하면 우리 몸이 운동 경험을 기억하게 되어 운동에 대한 감각 능력이 자연스럽게 향상된다. 이러한 감각을 바탕으로 신체 컨디션이 좋은지 나쁜지를 섬세하게 느낄 수 있는 감각 또한 좋아진다. 그리고 체력이 강해지면 우리 몸은 외부에서 어떤 자극이 오더라도 극복할 수 있는 잠재력을 갖게 되고, 웬만한 스트레스는 이겨낼 수 있게 된다.

하지만 무리하게 운동을 하거나 경쟁적인 성격의 운동을 하는 경우는 오히려

알·고·합·시·다
스트레스 관리

스트레스를 받았다고 생각되면 20분 정도 편안한 마음을 갖고 걷는 것이 좋다. 걷기는 여러 가지 일에 대해 조용히 생각할 수 있는 여유를 주는 긍정적인 효과가 있다. 또한 따뜻한 물에서 목욕을 하는 것도 스트레스를 해소하기에 좋은 방법이다. 체온이 높아지면 피로가 회복되고 마음이 편해지기 때문이다. 그리고 자기 자신에 대하여 반성을 해보는 시간을 가지거나 한 번쯤 조용히 눈물을 흘리는 것(Good Cry：다른 사람 모르게 조용히 울고 나서 마음이 편안해지는 것을 말한다)도 마음에 편안함을 줄 수 있다.

심한 스트레스를 받게 되고 게임에서 질 경우 열등감이 커지는 부정적인 효과가 나타날 수 있으므로 피하는 것이 좋다. 또한 심리적으로 불안하다거나 무언가 억누르는 듯한 기분이 있을 때에는 음악에 맞추어 에어로빅을 하거나 가벼운 체조를 한 뒤에 본 운동을 시작하면 효과를 극대화할 수 있다.

신경계가 발달된다

신경계는 우리 몸이 우리 주변의 빠른 환경 변화를 받아들이고 종합·분석한 뒤 변화에 잘 적응할 수 있도록 하는 기능을 담당한다. 다시 말해서 근육 자체의 움직임에 관여한다기보다는 우리가 안정을 취하고 있을 때나 운동을 할 때, 또는 긴박하고 위급한 상황에 따라 잘 적응하여 우리 몸이 항상성°을 유지할 수 있도록 신체 내부의 조건을 변화시키는 것이다.

규칙적인 운동은 젊은 사람들에게는 근육을 커지게 하고 신경계를 발달시켜서 피로를 느끼지 않고 많은 일을 할 수 있도록 해준다. 그러나 고령인 경우는 근력운동(덤벨, 아령 등)을 꾸준히 하더라도 근육이 커지는 현상은 나타나지 않는다. 하지만 근육을 지배하고 있는 신경 분포가 많아져서 근육이 빠르고 정확하게 명령을 수행할 수 있게 된다. 그러면 평형감각 등이 좋아지게 되어 신체가 중심을 잃거나 넘어지는 경우가 없어진다.

또한 규칙적인 운동은 심상의 흥분을 억제시키는 부교감 신경인 미주신경에 대한 자극을 증가시키기 때문에, 안정을 취하고 있을 때나 운동을 할 때 심박수를 감소시켜 운동 능력을 증가시킬 수 있다.

> **항상성**
> 자신의 신체가 어떠한 병원체에 감염되었을 때 병원체를 극복하여 정상으로 되기 위한 기전

심폐 지구력이 증진된다

심폐 지구력이란 오랜 시간 운동을 하더라도 심장과 폐기능이 지속할 수 있는 운동 능력이다. 전신 지구력은 일반적으로 최대 산소 섭취량에 의해 평가되는데, 운동을 시작하면 최대 산소 섭취량이 점차 증가한다. 운동 강도

최대 산소 섭취량

심장에서 온몸으로 공급되는 산소와 영양분을 근육에서 최대로 이용할 수 있는 능력

와 산소 섭취량은 비례하므로 운동을 강하게 하면 할수록 산소 섭취량은 커진다. 심폐 지구력 증진을 위해서 걷기나 조깅, 달리기, 자전거 타기, 수영 등의 유산소성 운동을 하면 운동 능력이 향상되어 심장 질환이 발생할 가능성이 낮아진다.

심폐 지구력이 발달한 사람은 일상생활이나 직장 생활을 활발히 해도 쉽게 피로해지지 않고 스포츠나 야외 활동 등을 적극적으로 즐길 수 있다.

피로를 느끼지 않게 된다

무거운 무게의 역기를 들거나 평행봉, 철봉 등의 운동을 규칙적으로 하면 근육이 커지고 두꺼워지는데, 이것을 '근육의 비대'라고 한다. 근육이 비대하면 근육내의 탄수화물 저장량이 향상되어 피로를 덜 느끼게 된다.

테스토스테론

남성에 있어 제2차 성징을 발달시키며 사춘기 남성의 근육을 크게 만들어 주는 호르몬

또한 가벼운 무게를 이용해 반복적으로 운동을 하면 근육 속에 있는 모세혈관의 분포가 증가해 전신에 산소가 충분히 공급되므로, 오랫동안 근육을 이용할 수 있는 근지구력이 좋아진다.

그러나 여성은 운동을 해도 근육이 비대해지는 것이 쉽지 않은데, 그 이유는

테스토스테론*이라는 남성호르몬의 수치가 낮기 때문이다.

오랜 시간 동안 무리하지 않고 적절하게 운동을 하면, 산소소비량이나 근육에서 사용되는 당의 양이 적어지고 피로물질인 젖산이 적게 생성되므로 운동 후에도 피로를 덜 느끼게 된다.

질병에 대한 면역력이 강해진다

호르몬은 내분비계에서 분비되는 물질로서, 내분비선의 명령을 받아 혈액에 의해 운반되며 생체의 대사기능 영양분을 체내에서 섭취하고 배설하는 기능을 조절한다.

운동이 부족하거나 스트레스를 많이 받으면 체내 면역력이 저하되는데, 운동을 규칙적으로 계속하면 몸 안 여러 기관의 대사를 원활하게 할 만큼의 에피네프린, 코티졸 등의 호르몬이 분비되어 면역력을 증가시킬 수 있다.

또한 운동은 성장호르몬의 분비를 촉진한다. 성장호르몬은 뼈의 굵기나 건, 인대, 근육의 비대에 영향을 줄 뿐만 아니라, 질병을 일으키는 여러 가지 병원균에 대한 대사 작용을 활발하게 해서 면역력을 강화시키는 데 도움을 준다.

운동은 정신적 충격을 받았을 때도 도움이 된다.

　사랑하는 아내의 죽음에 큰 충격을 받은 할아버지 한 분이 찾아오셨다. 할머니가 돌아가셨을 때 아내의 죽음이 믿기지 않아서 한동안 시신에 얼굴을 대고 있다가 깜빡 잠이 들었는데, 잠에서 깨어 보니 갑자기 말씨가 어눌해지고 몸이 잘 움직이지 않아서 필자를 찾아오셨다는 것이다. 걷는 것이 어렵고 기억력도 많이 떨어져 있던 할아버지는 검사 결과 근력이나 근지구력, 평형성이 많이 저하된 상태였다.

　필자는 할아버지를 위해서 몇 가지 운동 프로그램을 처방해 드렸다.

　우선 몸의 부드러운 저항력과 균형감각을 향상시킬 수 있도록 수영장 물속에서 선생님과 손잡고 걷기, 실내에서 할 수 있는 스트레칭 체조를 알려드렸다. 또 음악을 듣거나 텔레비전을 보면서 고정식 자전거 운동을 해 심폐지구력을 향상시키고, 낮은 계단 등을 오르내려 하지의 근력과 일상생활 적응력이 높아질 수 있도록 했다.

　이 프로그램을 3개월 정도 꾸준히 하자 할아버지의 걸음걸이는 눈에 띄게 좋아졌고, 할머니가 돌아가신 충격에서 어느 정도 벗어나실 수 있었다.

3

운동지침
열한 가지

　운동으로 체력을 강화시키면 건강 상태가 좋아지고 수명도 연장된다는 사실은 누구나 잘 알고 있다.

　우선 심폐지구력을 강화하고 체중을 조절하면 심장병, 동맥경화증, 고혈압, 당뇨병 등 여러 성인병이 예방되어 평균수명이 연장된다. 그리고 근력이나 유연성을 높이면 요통, 관절염 등을 예방할 수 있고 운동 손상의 위험도 줄일 수 있다. 그러므로 건강하게 오래 살기 위해서는 적절한 운동으로 평소의 체력 수준을 높이는 것이 필요하다.

　과거 1950년대에는 건강의 기준을 근력 증진에 두었으므로 근육질의 우람한 체격을 지닌 사람이 건강하며 오래 산다고 생각했다. 그러니 요즘은 그 기준을 근력보다는 전신지구력 증진에 두기 때문에 운동도 전신지구력을 강화시킬 수 있는 유산소성 운동이 권장되고 있다.

　운동을 시작하기에 앞서 다음의 운동지침 11가지를 마음에 두고 운동을 하면 도움이 되리라 생각한다.

하나, 욕심을 버리자

오랫동안 운동을 멀리한 사람들은 본인이 생각하는 것보다 심폐기능이 크게 떨어져 있는 경우가 많다. 이처럼 심폐기능이 크게 떨어져 있는 상태에서 지나친 의욕으로 갑자기 운동을 시작하게 되면, 몸에 무리가 올 뿐만 아니라 심하면 신체 기능에 장애가 나타날 수도 있다.

흔히 운동을 하려던 결심이 며칠 못 가서 무너지는 것은 특별히 의지가 약해서가 아니라 몸이 감당하지 못할 만큼 피로가 누적되어 마음이 내키지 않기 때문이다. 따라서 그동안 전혀 운동을 하지 않았던 사람은 조깅이나 수영, 웨이트트레이닝근력 증진 운동 같은 본격적인 운동 계획은 일단 뒤로 미루고, 집에서 간단하게 할 수 있는 팔굽혀펴기, 윗몸일으키기, 뒷짐지고 앉았다 일어서기 등을 틈틈이 반복하여 기초 체력을 키우는 것이 좋다. 각 운동 모두 30초에 20회 정도 반복할 수 있게 되면 본격적으로 운동을 할 수 있을 만큼 몸이 적응된 것이라 볼 수 있다.

그 이후 조깅이나 수영 등을 한다면, 초기에는 800m를 7분 정도로 달리거나 물속에서 100m를 7분 정도에 걷는 등의 운동을 1주일 단위로 하다가 점차 시간과 거리를 조금씩 늘려 가는 것이 바람직하다.

둘, 운동은 새벽에 하자

새벽에는 대기오염 물질이 지면 가까이 가라앉기 때문에 운동을 하는 것이 몸에 해롭다는 견해도 있으나, 운동 효과 측면에서 보면 새벽 운동이 가장 좋다. 그 이유는 새벽의 공복 상태에서 운동을 하게 되면 피하와 간에 축적되어 있던 지방이 에너지원으로 사용되어 체내 지방량을 줄일 수 있기 때문이다. 특히 별다른 질환 없이 체중만 많이 나가거나 지방간이 있거나 중성지방, 콜레스테롤이 높은 사람들에게 새벽 운동은 매우 효과적이다.

알·고·합·시·다

운동량을 늘려나가는 방법

운동을 시작하려고 한다면, 먼저 '활발하게 걷기' 등의 가볍고 충격이 낮은 활동을 생활습관화한 다음, 계획적인 프로그램을 만드는 것이 좋다.

전문지도자들은 개인의 생활습관, 개인과 가족의 질병 유무, 개인의 취향 및 운동을 하게 된 동기 등을 잘 파악해서 그 사람에게 맞는 운동 처방을 해야 한다. 이때 운동 프로그램은 우선 배우기 쉽고, 목표가 달성되면 조금씩 목표를 더 높여서 성취 욕구를 충족시킬 수 있도록 해야 한다.

운동 목표를 세울 때는 준비기, 증진기, 유지기를 정한다. 운동 능력이 뛰어난 경우는 준비기를 생략해도 좋지만 일반적으로 30대를 기준으로 해서 40대에는 준비기간을 10% 정도 연장한다. 대부분 준비기는 4주, 증진기는 28주까지이며 28주가 지난 다음부터는 유지기로 이행되는 프로그램을 구성하도록 한다.

이와 반대로 식후에 운동을 하게 되면 몸속의 지방이 소모되는 것이 아니라 섭취된 탄수화물이나 당분 등이 주 에너지로 소모되므로 체중 조절 효과가 떨어진다.

그러나 당뇨병이 있는 경우는 식후 1시간 정도가 지난 뒤에 운동을 해야 한다. 식후 1시간이 경과하면 혈중의 당이 가장 높이 상승하므로, 혈당 조절에 주의를 기울여야 하는 당뇨병 환자들은 이때 운동을 하는 것이 당 수치를 조절하는 데 매우 효과적이기 때문이다.

셋, 매일 한다는 집착을 버리자

운동은 매일 꾸준히 하는 것이 좋다. 그러나 매일 운동을 해야 한다는 강박관

넘이야말로 운동을 중단하게 하는 원인이 된다.

편한 마음으로 자신에게 알맞은 강도의 운동을 1주일에 3일 정도만 계속해서 한다면 기대한 만큼의 체력 증진 효과를 거둘 수 있다. 운동선수를 대상으로 한 연구 보고에 의하면, 운동을 매일 했을 때보다 이틀에 한 번 꼴로 하루씩 걸러서 했을 때 근력이 훨씬 더 증진되었다는 보고가 있다. 또한 기분이 몹시 상해 있거나 공연히 가슴이 두근거리고 입에 침이 마르는 등 컨디션이 나쁜 날은 되도록 쉬는 것이 바람직하다. 특히, 전날 술을 많이 마시고 술기운이 가시지 않은 상태에서 하는 운동은 두통이나 어지러움, 실신 등 오히려 해를 끼칠 수 있으므로 삼가야 한다.

넷, 타인을 의식하지 말자

남을 의식하면 불필요한 경쟁심 때문에 무리하게 운동의 양과 강도를 늘려서 부상을 입기 쉽다. 특히, 성인병이 있는 경우 짧은 시간에 무거운 역기 등을 드는 근력 운동을 하는 것은 운동 효과 측면에서 오히려 비효율적이다. 예를 들어 100m를 최대 속도로 달리거나 헬스클럽에서 괜히 주위를 의식해서 다른 사람보다 무거운 중량을 힘겹게 들어 올릴 경우, 실제로 운동한 만큼 칼로리 소모가 많지 않다.

일반적으로 단기간에 강하게 운동을 하는 것보다는 낮은 강도로 긴 시간 운동을 하는 것이 심장의 갑작스

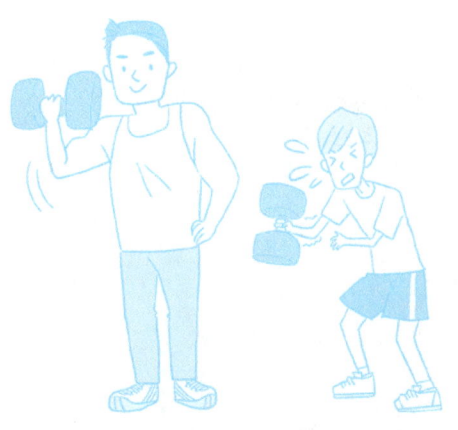
● 남을 의식해서 무리하게 운동을 해서는 안 된다.

러운 부담을 줄이고 체지방량도 감소시킬 수 있어 성인병 예방이나 치료에 효과적이다. 따라서 장거리를 산책하거나 수영 또는 골프를 천천히 오래하면 몸에 쌓여 있는 과다한 지방이 에너지로 전환되는 속도가 더 빨라져서 칼로리 소모 면에서 효과가 매우 크다.

다섯, 짧게 반복 운동을 하자

일반적으로 질환이 있는 경우는 적당한 강도로 운동을 반복하는 것이 좋다. 예를 들어 5분 운동 후 1분을 쉬거나, 10분 운동 후 2분을 쉬거나, 15분 운동 후 3분을 쉬는 것이 좋다. 등산의 경우는 20분 걷고 5분을 쉬거나 하면서 점차 휴식 시간을 줄여 나가는 것이 바람직하다.

헬스클럽에서 기구를 이용해서 운동을 할 때에도 질환이 있거나 나이가 많은 경우는 1분에 60회 정도 들 수 있는 무게를 천천히 20~30회 정도만 들고 다리 부위, 가슴 부위, 허리 부위 순으로 기구를 배치하여 순환 운동˙을 하면 심폐기능을 향상시킬 수 있다. 한 기구에서 20회 정도 운동을 한 다음 처음에는 1분 정도 휴식을 취하고 그 후 체력이 향상되면 휴식 시간을 15초 정도씩 감소시켜서 전체 운동 시간을 줄여나가면 심폐지구력과 근지구력을 향상시킬 수 있다.

순환 운동
서킷 운동(circuit training) :
여러 종목을 순서에 따라 번갈아
가며 하는 운동

여섯, 가벼운 산책도 운동이다

대부분의 사람들은 시간이 없어서 운동을 못 한다고 한다. 하지만 하루에 30분 정도만 중간 정도 강도의 운동을 하면 건강한 삶을 살 수 있다. 또한 반드시 운동 시설에 가야 운동이 되는 것은 아니다. 집 앞의 낙엽을 쓸거나 백화점을 돌아다 니거나 개와 함께 산책을 하는 것도 모두 운동인 것이다. 운동은 시설이 갖춰진 실내에서뿐만 아니라 집이나 근처의 공원 등 어디에서나 할 수 있다.

일반적으로 노인은 나이 때문에 운동을 할 수 없다고 생각하기 쉽지만 그렇지 않다. 나이가 많더라도 신체 활동을 적당히 하는 것은 건강에 도움이 되므로, 노인들도 활동적인 생활로 체력을 증진하여 삶의 질을 향상시키는 것이 중요하다.

일곱, 원칙에 따른 계획이 필요하다

아무리 좋은 운동이라도 모든 사람에게 똑같은 수준의 효과를 줄 수는 없다. 따라서 운동을 통해서 최고의 체력증진 효과를 얻기 위해서는 ❶ 개인별 특성을 고려해서 ❷ 도달하고자 하는 체력수준의 구체적인 목표를 설정하고 ❸ 어떤 종목의 운동을 ❹ 어느 강도로 ❺ 얼마나 자주해야 하는지에 대한 계획을 세워야 한다. 이러한 계획을 운동 프로그램이라고 한다.

운동 프로그램에 의해 운동 종목, 운동 강도, 운동 지속 시간, 운동 빈도 등을 각 개인에 알맞도록 구성해야 한다.

여덟, 적당한 운동 자극이 필요하다

효과적인 운동이 되기 위해서는 적절한 자극이 필요한데, 이러한 자극을 '운동부하'라고 한다. 운동부하는 운동을 할 때 신체 각 기관에 가해지는 힘의 크기를 의미한다.

운동을 통해서 체력을 증진하기 위해서는 우리 몸의 각 기관들이 평상시에 받는 부하보다 더 높은 수준의 자극을 받아야 하는데, 이와 같은 수준의 운동부하를 '과부하' 또는 '과중부하'라고 한다. 평상시에 충분히 활동적으로 생활하고 있는 사람이라면 몸의 기능이 발달되어 있기 때문에 별도의 특별한 과부하가 필요하지 않다. 그러나 운동을 게을리 하는 사람이라면 규칙적으로 몸에 운동 자극을 줄 필요가 있다.

운동부하는 운동 기술, 운동을 할 수 있는 능력, 그리고 운동 속도가 빨라짐에 따라 비례적으로 증가한다. 예를 들어 근력과 근지구력을 높이기 위해서는 우리 몸이 평소 일상생활에서 받는 자극보다 더 높은 수준의 자극이 가해져야 한다. 이것은 더 무거운 하중으로 더 자주, 오래 운동을 해야 한다는 것을 의미한다. 적어도 최대 근력의 50% 이상은 되어야 근력과 근지구력을 증강시키는 데 도움이 되며, 짧은 시간에 근력을 향상시키려면 최대 근력의 85~95%에 가까울 정도의 매우 무거운 부하로 운동을 해야만 한다.

아홉, 가벼운 운동부터 시작한다

그러나 어떤 운동이라도 갑자기 강도를 증가시키거나 지나치게 많이 하게 되면 우리 몸에 여러 가지 장애가 생긴다. 그렇다고 항상 같은 강도로만 운동을 하면 운동의 효과는 나타나지 않는다. 운동 능력은 늘어났다 줄어들기를 반복하면서 점차적으로 증가하는 특성을 가지고 있기 때문에, 체력을 향상시키기 위해서는 자신의 체력 수준에 맞는 가벼운 운동부디 시작해서 점차 강도를 높여나가는 방법을 택해야 한다.

짧은 시간에 근력을 증진시키고 싶다면 평상시보다 높은 강도의 운동을 해야 하지만, 그렇다고 한꺼번에 운동을 너무 많이 하거나 운동의 강도를 빨리 증가시키면 근육과 뼈에 무리가 가서 운동 상해를 입기 쉽다. 그러므로 운동의 강도와

알·고·합·시·다

운동 강도를 증가시키는 방법

운동 강도를 높이려고 할 때는 들어 올리고자 하는 무게나 속도, 관절의 범위를 늘려야 하는데 이것을 '강도를 증가시킨다'고 말한다. 그 방법은 운동을 보다 빨리 하고 관절의 운동 범위를 크게 하는 것이다. 그리고 보다 어려운 동작을 하며 그 동작을 일시적으로 정지한다. 또 가벼운 기구(모래주머니, 작은 아령)를 사용하거나 고무 밴드를 사용하여 외부의 저항을 크게 하는 방법이 있다.

그 양을 늘리는 시기는 근력이 어느 정도 이상으로 늘어나서 운동의 강도를 증가시켜도 별 무리가 없는 시점을 택해야 한다.

예를 들어 어떤 사람이 80kg을 10회 들어 올릴 수 있다고 가정해보자. 그 사람이 운동을 계속해서 80kg을 15회 정도 들어 올릴 수 있게 되었을 때, 90kg이나 100kg으로 증가시킨 무게를 10회 들어 올리는 방법을 사용하는 것이다. 이러한 부하무게의 증가는 근육의 비대를 가져오므로, 탄수화물 저장 능력이 향상되어 운동은 물론 일상생활로 인한 피로감도 덜 느끼게 된다.

열, 꾸준히 해야 한다

운동은 무엇보다 꾸준히 정기적으로 반복해야 효과를 얻을 수 있다. 일시적이거나 충동적으로 하는 운동은 충분한 운동 효과를 기대할 수 없을 뿐만 아니라 심할 경우에는 부상을 입을 수도 있다. 그렇게 되면 오히려 운동을 하고 싶은 마음이 사라지게 되어 결과적으로 운동과 멀어지게 만들 수도 있다. 운동은 며칠 하다가 그만 두는 것이 아니라 지속적으로 할 때만이 충분한 효과를 얻을 수 있다는 것을 명심해야 한다.

열하나, 연령과 체력에 맞는 운동을 찾는다

사람에 따라 건강 상태가 다르기 때문에 획일적으로 이런 운동이 좋다, 저런 운동이 나쁘다고 판단을 내릴 수 없다. 같은 운동이라도 어떤 사람의 경우는 운동 강도가 너무 낮아서 효과를 볼 수 없고, 어떤 사람은 너무 강해서 고통이 따르기도 한다. 따라서 개인의 체력, 건강 상태, 과거 운동 경력 등 개인의 신체 조건이나 체력 수준을 고려해서 적합한 운동을 선택해야 한다.

어린이는 지속적인 운동보다는 간헐적이고 흥미 있는 운동이 좋은 반면 어른들은 지속적이고 장시간 할 수 있는 운동이 더욱 좋다. 무엇보다 자신의 특성에 맞는 운동 종목을 찾는 것이 중요하다.

4

운동은
순서대로 하자

    운동은 노동 능력을 좋게 하고 즐거운 시간을 제공해 줄뿐만 아니라 신체 기능을 향상시켜서 질병을 예방하게 하고 치료에 도움을 주며, 장애를 가진 사람들에게는 빠른 재활을 도와 결과적으로 우리 삶의 질을 높여준다.

    우리는 운동을 시작하기에 앞서 자신의 병력, 생활습관, 혈액 검사, 뇨 검사, 그리고 운동 중 혈압·맥박·심전도 등의 검사를 해서 자신의 건강에 어떤 문제가 있는지 정확하게 파악한 다음 자신의 능력에 알맞은 운동을 해야 한다. 특히, 운동 프로그램을 구성할 때는 어깨, 허리, 다리 관절이 최대한 움직일 수 있도록 준비운동스트레칭 체조을 하고 근력 증진 운동가슴, 허리, 다리 부위의 근육 운동, 심폐지구력 증진 운동걷기, 수영, 고정식 자전거, 러닝머신 등, 정리운동의 순서로 해야 한다.

준비운동

    준비운동은 주 운동을 하기에 앞서 각 관절과 심장 등을 비롯한 장기에 운동으로 생길 수 있는 부담을 줄여 주기 위한 운동이다.

　신체 관절은 운동이 부족하거나 나이가 들면 관절이 움직일 수 있는 범위가 축소된다. 이것은 골격근육빼를 움직이는 근육의 운동 부족으로 산소와 영양 공급이 부족해져서 근육의 수축과 이완이 원활하게 이루어지지 않기 때문이다. 운동을 하다가, 혹은 일상생활 속에서 관절이 움직일 수 있는 한계 범위를 넘을 경우는 관절이 빠지거나 근, 건근육과 뼈를 연결해주는 근섬유조직, 인대, 근육의 막 등에 부상을 입을 수 있다. 그리고 이런 동작을 여러 번 되풀이하면 그 부위에 결체조직근섬유가 결합된 조직이 많아져서 관절이 움직일 수 있는 범위가 더욱 축소되고 유연성이 떨어지게 된다.

　예를 들면 오른손잡이의 오른팔이 왼팔에 비해 관절의 움직이는 범위가 작다든지, 또는 농부의 허리가 굽어지는 것 등이 좋은 예라고 할 수 있다. 이렇게 결체조직이 증식하는 것을 막아서 관절의 가동성과 유연성을 높이는 운동을 스트레칭신전, 신장운동이라고 한다.

　스트레칭에는 두 가지 방법이 있는데 반동을 이용하는 '동적 스트레칭'과 반동을 이용하지 않는 '정적 스트레칭'이 있다.

　동적 스트레칭은 맨손체조 등에서 많이 사용하는 것으로 몸의 동적인 반동을 이용해 근육을 늘려 주는 방법인데, 무의식중에 건이나 인대에 손상을 줄 수도 있다. 정적 스트레칭은 관절 운동을 할 수 있는 범위의 한계점에서 10~30초 간 동작을 정지함으로써 관설 운동 범위를 늘려주는 방법이다.

　처음에 스트레칭을 할 때는 자신의 운동 능력에 상관없이 자연스럽게 할 수 있는 동작을 몇 가지 정해서 하다가 적응이 되면 전체 동작을 한다.

　스트레칭은 근육을 부드럽게 늘린 다음 근육에 정신을 집중하면서 그 자세로 정지한다. 이때 호흡은 편안한 상태를 유지하며 편안한 느낌을 가질 수 있도록 한다. 어딘가 불편하고 통증이 느껴지거나 호흡이 자연스럽지 않을 경우는 약간 덜 스트레칭 한다. 각 종목이 끝날 때마다 10~20초 정도 휴식을 한 뒤에 다음 운동을 하고, 종목이 모두 끝나면 원하는 동작을 반복하는 것도 좋다. 스트레칭은 아침과 저녁에 한다.

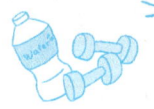

어깨 부위 스트레칭 체조

❶ 팔 위로 모아 펴기

선 상태에서 양손을 들어 손바닥이 위로 가도록 손가락을 끼고 천천히 뻗는다. 호흡은 자연스럽게 한다. (15초 3회)

❷ 위로 들어 밀기

선 자세에서 팔이 어깨 위로 가도록 하며 반대 손으로 팔꿈치를 대각선 방향으로 민다. (10초 3회, 좌우 교대)

❸ 팔 잡고 목 기울이기

한쪽 손으로 팔목을 잡고 팔을 당기는 방향으로 목을 자연스럽게 젖힌다. 시선은 정면을 향한다. (10초 3회, 좌우 교대)

❹ 팔꿈치 누르며 허리 기울이기

선 자세에서 팔을 들어 반대 손으로 팔꿈치를 서서히 누르면서 옆으로 기울인다. (10초 3회, 좌우 교대)

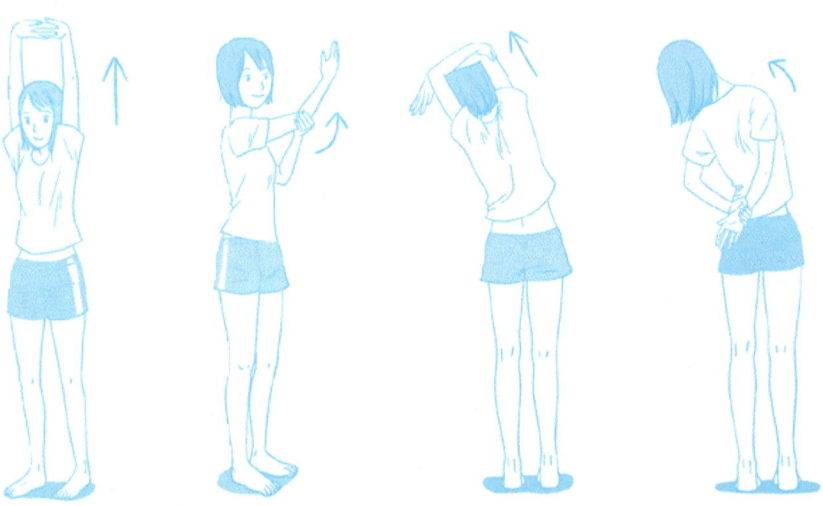

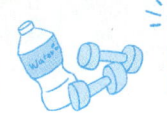

❶ 누워서 허리 들기(배부근)

편안히 누운 자세에서 무릎을 약간 굽힌 후 허리를 자연스럽게 든다. (10초 5회 반복)

❷ 무릎 굽힌 후 당기기(배부근)

양 무릎을 가슴까지 당긴 후 양손으로 무릎을 감싸고 가슴 쪽으로 서서히 당긴다. (10

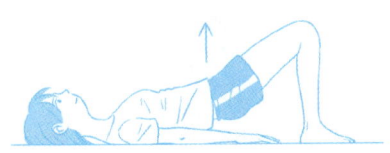 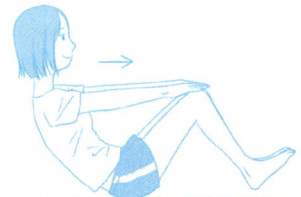

초 5회 반복)

❸ 양손 무릎 닿기(복부근)

편안히 누운 자세에서 무릎을 약간 굽힌 후 양팔을 뻗어 손끝이 무릎에 닿도록 자연스 럽게 몸을 일으킨다. (3~5초, 5~10회 반복)

❹ 누워서 대퇴부 당기기(대퇴슬와근)

한쪽 무릎을 굽히고 양손으로 다른 다리의 대퇴부를 자신의 몸 쪽을 향해 당긴다. 좌우 교대로 한다. (5초, 좌우 5회 반복)

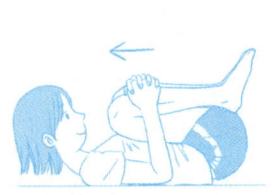 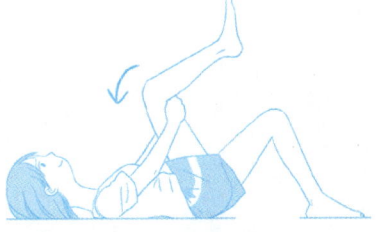

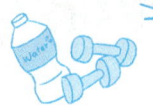

❶ 한발 펴고 허리 굽히기(대퇴슬와근)

한쪽 다리를 굽히고 다른 다리는 편 상태에서 상체를 자연스럽게 편 쪽으로 구부린다. 상체를 굽힐 때 머리를 숙이지 말고 상체의 방향으로 고개를 유지한다. (10초, 좌우 5회 반복)

❷ 앉아서 무릎 누르기(서혜부, 대둔근)

허리를 곧게 펴고 앉은 자세에서 발바닥을 서로 맞대고 양 무릎을 손바닥으로 자연스럽게 누른다. (8초, 5회 반복)

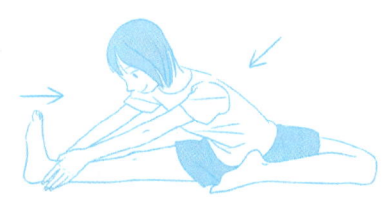 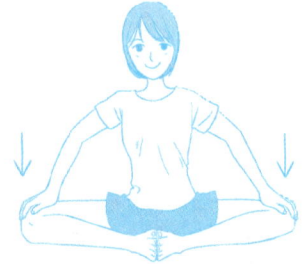

❸ 누워서 무릎 누르기(슬관절부)

한쪽 무릎 밑에 베개를 대고 상체를 뒤로 눕혀 양 팔꿈치를 바닥에 붙인 채 자연스럽게 몸을 지탱한다. 다리를 곧게 펴고 무릎에 힘을 주어 베개를 누른다. 이때 무릎 관절에 이상이 있는 경우는 잘 누르지 못한다. (10초, 좌우 5회 반복)

❹ 누워서 무릎 조이기(대퇴부 내측)

자연스럽게 앉은 상태에서 상체를 약간 눕히고 무릎을 곧게 세운 뒤 무릎 사이에 베개를 넣고 짜듯이 누른다. (10초, 5회 반복)

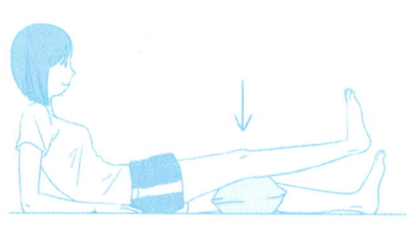 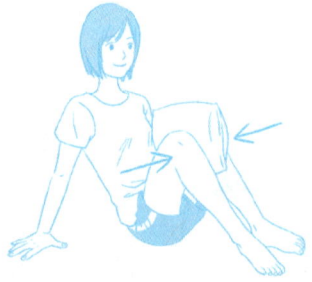

근력 증진 운동

근력은 체력을 증진시키고, 일상생활에서 작업을 하거나 올바른 자세를 유지하는 데 매우 중요한 요소이다. 그러나 근력을 증진시킨다고 무리한 부하나 중량으로 운동을 하면 호흡 불균형이 생길 수 있으며, 몸에 부담이 될 만큼의 충격을 주게 된다. 따라서 심장 질환자 등은 근력 증진 운동을 삼가야 한다.

근력 증진 운동을 하면 근력과 근지구력이 향상되어 근육은 증가하고 근육 속에 있는 피하지방이 제거되어, 몸의 형태가 근육질로 변하게 된다. 훈련된 근육에는 모세혈관이 많아지므로 자신에게 약간 무리가 되는 운동을 하더라도 쉽게 극복할 수 있게 된다.

근력을 증진시키는 운동 방법

신체 균형을 이루기 위해서는 가슴·허리·다리 부위의 큰 근육을 발달시켜야 한다.

운동 시 호흡은 힘이 가해질 때 경우에는 숨을 내쉬고 힘이 풀릴 때 숨을 들이쉰다. 이 호흡법은 흉곽 내의 압력이 증가하여 혈압이 갑자기 상승하는 것을 막아준다.

운동 횟수는 1주일에 격일로 3일, 운동 지속 시간은 10~15분 정도, 운동 종목은 자신의 체력에 맞는 것을 선택한다. 그리고 그 동작을 편안한 상태로 쉬지 않고 꾸준히 몇 회 할 수 있는가를 측정해야 한다. 이러한 지속적인 반복 횟수를 최대 반복 횟수라고 한다.

일반적으로 근력을 증진하기 위해서는 최대 반복 횟수를 3등분하여 3번을 반복하는 것이 바람직하다. 중간 휴식은 자신이 피로를 느끼는 정도에 따라 결정하는데, 처음에는 1분 정도 휴식하다가 그 후에는 45초, 30초, 15초 정도로 낮춘다.

예를 들어 최대 반복 횟수가 15회라면, 15/3+2＝7회가 한 번에 해야 할 운동량(1세트)이다. 이것을 3세트 실시(3번 반복)하는데, 1세트가 끝난 뒤에는 15초에서 1분 정도까지 휴식을 취하고 휴식 시간이 필요하지 않을 정도의 체력이 되면 다시금 최대 반복 횟수를 측정하여 운동 횟수를 늘린다.

근력을 증진시키는 운동 종목

가슴 운동 : 팔굽혀펴기

팔운동은 몸의 앞부분에서 이루어지므로 어깨와 앞쪽 근육이 뒤쪽 근육보다 발달하게 된다. 특히, 주로 앉아서 일하는 사람들에게 이런 현상이 더 심하다. 이와 같은 어깨 부위 앞·뒤 근육의 불균형은 어깨를 둥글게 만들고 어깨·등·목 부위 등에 통증을 유발하기도 한다. 이렇게 둥근 어깨가 되는 것을 예방하거나 근력을 증진시키기 위해서는 가슴 부위나 어깨 부위 강화 운동을 해주어야 한다.

가슴 부위의 근육 운동으로는 팔굽혀펴기가 있다. 팔굽혀펴기는 가슴, 목, 어깨 부위의 근력을 강화시켜 상체를 발달시킬 뿐만 아니라 어깨 통증 등을 예방하는 효과가 있다.

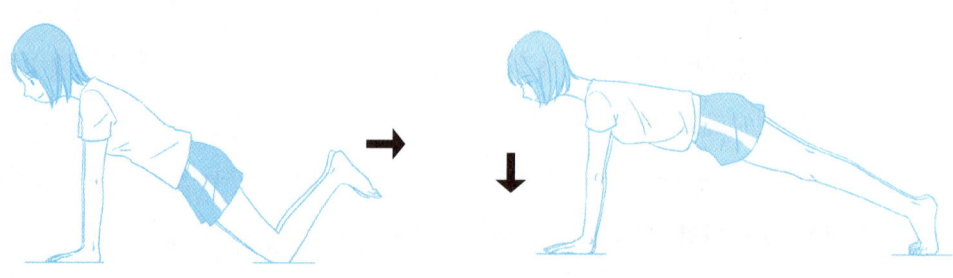

팔굽혀펴기를 할 때, 체력이 약하거나 근력이 부족한 남성, 여성, 노인, 어린이들은 첫번째 그림처럼 무릎을 바닥에 대고 상체를 낮췄다 일으키는 운동을 한다. 어느 정도 근력과 근지구력이 좋아지게 되면 두번째 그림과 같이 무릎을 자연스럽게 편 상태로 어깨와 발끝이 자연스럽게 대각선이 이루어질 수 있도록 한다.

허리 운동 : 윗몸일으키기

복근을 강화시키면 바르지 못한 자세를 바로 잡을 수 있으며 허리 부위가 손상되는 것을 예방할 수 있다. 윗몸일으키기는 복근력과 배근력*을 향상시켜 서허리 부위를 강화시킬 수 있는 운동이다.

> **배근력**
> 배 부위 근육과 등에 있는 근육의 힘

윗몸일으키기를 할 때 흔히 손깍지를 머리 뒤에 끼고 머리를 앞으로 끌어당기는데, 이 자세는 혈압이 과도하게 상승할 수 있으며 목 부위에 통증이 생기게 하므로 되도록 피하는 것이 좋다. 또한 무릎을 편 상태에서 운동을 하면 허리에 부담이 가서 요통을 일으킬 우려가 있으므로 무릎을 90도 정도 굽힌 상태로 윗몸일으키기를 한다.

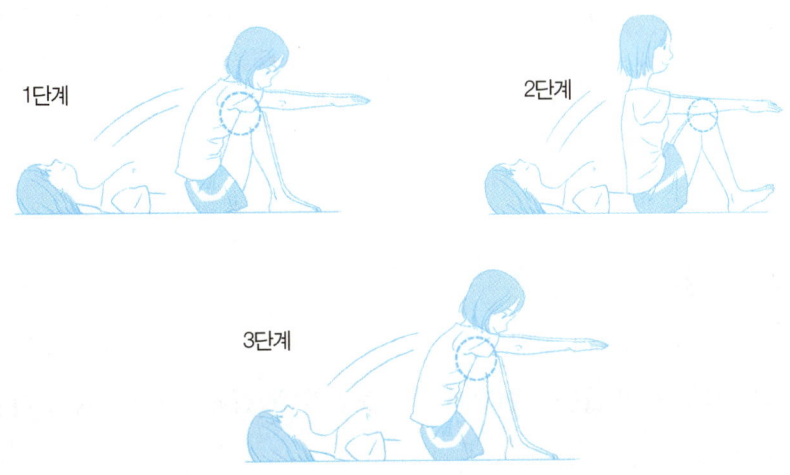

1단계

2단계

3단계

1단계 동작은 아래 첫번째 그림과 같이 무릎을 구부리고 손이 무릎에 닿도록 한다.
2단계는 팔꿈치가 무릎에 닿도록 하고, 가슴이 무릎에 닿을 수 있도록 한다.

다리운동 : 옆으로 누워서 다리 들기

다리 부위의 근력을 강화시키면 무릎 통증이나 발목 주위에 발생할 수 있는 여러 가지 문제를 예방할 수 있으며 자연스럽고 편안한 걸음을 걸을 수 있게 된다.

1단계

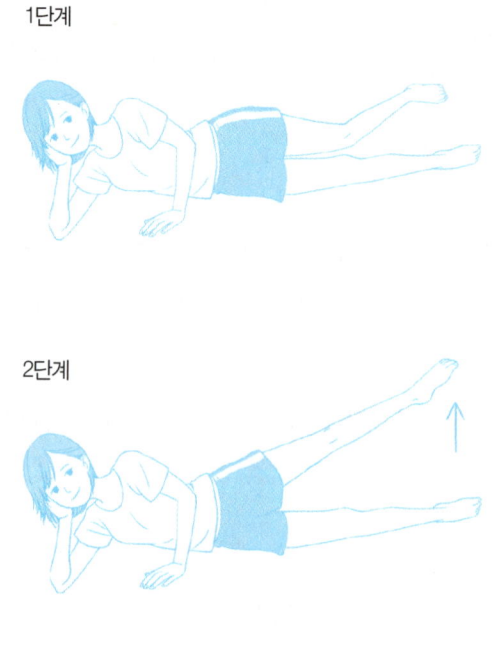

2단계

1단계 동작은 아래 첫번째 그림과 같이 자연스럽게 옆으로 누워서 무릎을 굽힌 상태로 옆으로 들었다 내리는 동작을 한다. 2단계 동작은 아래 두번째 그림과 같이 발끝 부분에 힘을 주어 자연스럽게 무릎을 편 상태로 옆으로 들었다 내리는 동작을 반복한다. 운동 능력이 향상된 경우에는 발목 부분에 모래주머니와 같은 가벼운 무게를 첨가시키면 더 큰 효과를 얻을 수 있다.

심폐지구력 운동

심폐지구력은 심장이나 폐 기관이 오랜 시간에 걸쳐 지속적으로 운동을 하더라도 피로를 느끼지 않는 생리적인 능력을 말한다. 심폐지구력 운동을 하면 체중을 조절할 수 있으며, 운동을 할 때 필요한 산소 운반 능력이 향상된다. 또한 약해진 근육의 긴장도가 증가되어 일상생활과 직장 생활을 하면서 나타날 수 있는 피로, 근육통, 두통 등의 건강상의 문제를 해결할 수 있다.

효과적으로 심폐지구력을 증진시키려면 신체의 큰 근육을 사용하며 율동성과 지속성이 있는 운동을 하는 것이 좋고, 다음과 같은 원칙에 따라 운동을 해야 한다.

> **신체의 큰 근육**
>
> 대흉근, 복근, 배근, 대퇴근 등으로 구분되기도 하며 또는 팔과 다리, 몸통으로 표현된다.

심폐지구력을 높이는 운동의 종류

걷기, 조깅, 달리기, 수영, 고정식 자전거, 트레드밀 등의 유산소성 운동은 산소를 근육으로 전달해 주고 심장, 혈관, 혈액 등의 순환기능을 증진시켜 주며 폐, 기관지 등의 호흡기능을 향상시켜 산소섭취 능력을 높여준다.

이와 반대로 역도, 단거리 달리기, 철봉, 계단 뛰기 등과 같은 무산소성 운동은 짧은 시간에 큰 힘을 내기 때문에 근육의 크기와 힘을 향상시키는 데에는 효과가 있지만 심폐기능에는 별다른 도움을 주지 못한다. 또한 무산소성 운동은 운동 시 근육에서 요구하는 산소의 공급이 따라가지 못하므로 체내에 젖산이 증가하고 말초혈관의 저항을 커지게 해서 피로를 증가시키고 혈압을 높인다. 따라서 심장에 위험한 부담을 줄 수 있다.

또한 운동의 종류는 충격 정도에 따라 고충격 운동과 저충격 운동으로 구분할 수 있다. 충격이란 발이 바닥에 닿는 순간 몸에 걸리는 부하량을 말한다. 달리기, 뛰기, 줄넘기, 축구, 농구 등은 고충격 운동으로 근육과 관절 및 심장에 손상을 입히는 경우가 많지만 걷기, 고정식 자전거, 수영 등은 저충격 운동으로 손상의 위험성이 적다.

운동의 강도는 심폐기능에 충분한 자극을 주면서 유효성, 몸에 과도한 부담이 되지 않을 정도 안정성 가 되어야 한다.

운동 강도는 운동부하 검사 55쪽 참고 를 통해 개인의 운동 중 심박수, 혈압, 자각증상 운동 중 느끼는 힘든 정도, 심전도, 산소섭취량 등을 실제로 측정해 보는 것이 원칙이다. 그러나 운동부하 검사를 위한 시설이나 인력이 없는 경우에는 자신의 목표 심박수를 이용하는 등의 간접적인 방법을 통해 운동 강도를 알아볼 수 있다.

심박수를 이용한 방법

· 최대 심박수 = 220-연령

· 예비 심박수 = 최대 심박수-안정시 심박수

· 목표 심박수 = 안정시 심박수+예비 심박수의 40~85%

예를 들어 안정을 취하고 있을 때의 심박수가 분당 70회인 50세 성인의 목표 심박수는 다음과 같다.

· 최대 심박수 = 220-연령(50세) = 170회/분

· 예비 심박수 = 최대 심박수(170)-안정 시 심박수(70) = 100회/분

· 최저 목표 심박수 = 안정 시 심박수(70)+예비 심박수(100)×40%

           = 110회/분 〔유효한계〕

· 최대 목표 심박수 = 안정 시 심박수(70)+예비 심박수(100)×85%

           = 155회/분 〔안전한계〕

일반적으로 운동 중 1분당 심박수가 110회 이상은 되어야 심폐지구력을 증진

시킬 수 있다. 그러나 운동 시 심박수가 분당 155회를 넘어가면 심장에 부담을 주거나 근육과 관절에 무리를 가져와 상해를 입을 수 있으므로 유효한계와 안전한계를 구분하여 운동을 해야 한다. 운동 후 1시간이 지나도 피로가 회복되지 않으면 운동량이 과한 것이므로 운동 강도를 다시 정해야 한다.

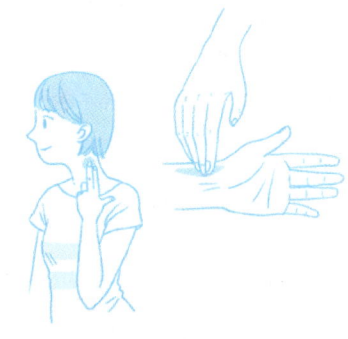

● 운동 중 1분당 심박수를 측정하고 싶다면 경동맥과 요골동맥의 맥박을 10초간 측정한 후 6을 곱하면 된다.

　운동 중 심박수를 측정하는 방법은 운동을 하던 중 가장 강도를 강하게 느낄 때, 걷거나 잠시 운동을 쉬면서 경동맥목 부위에서 10초간 맥박을 측정하여 6을 곱하면 된다. 또한 운동 중 직접 심박수를 측정하기 어려운 경우에는 자각인지도를 이용하여 측정할 수가 있다.

자각인지도를 이용한 방법

　자각인지도란 스웨덴의 심리학자인 보그 교수가 운동을 할 때 변화되는 자신의 느낌을 양적으로 표시하기 위하여 개발한 척도이다. 그림과 같이 총 범위를 6~20으로 설정하고 홀수 점에 힘든 정도를 일상용어로 표시해서 10배를 곱한 것이 심박수와 비슷한 수치가 되도록 설정되어 있다.

　예를 들면, 자각인지도표의 13이란 숫자에는 '약간 힘들다'라고 되어 있다. 이것은 운동선수나 일반인 모두가 13, 즉 심박수가 130이면 똑같이 '약간 힘들다'고 느낀다는 것이다. 선수의 경우는 훈련을 많이 했기 때문에 그 느낌이 늦게 나타날 뿐이지, 130회에서 느끼는 자각증상은 누구나 같다.

　고혈압이나 심장 질환을 앓고 있는 환자들의 경우에는 혈압이나 심박수를 낮추는 약물 등을 복용하기 때문에 약을 복용하지 않는 상태에서 검사하는 것보다 심

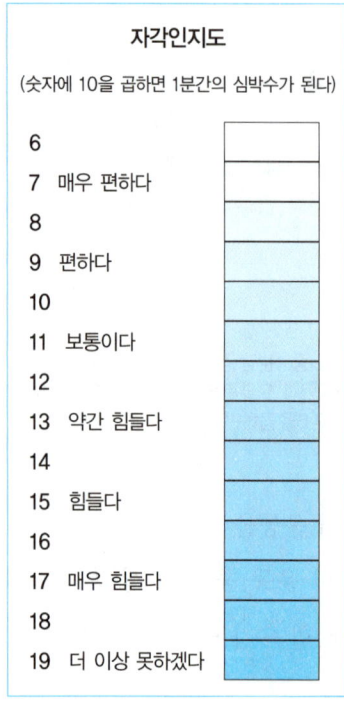

자각인지도

(숫자에 10을 곱하면 1분간의 심박수가 된다)

6	
7	매우 편하다
8	
9	편하다
10	
11	보통이다
12	
13	약간 힘들다
14	
15	힘들다
16	
17	매우 힘들다
18	
19	더 이상 못하겠다

박수가 낮게 나타난다. 따라서 이런 환자들은 운동 중에는 자각인지도를 이용하여 운동 강도를 조절해야 한다.

에너지 소비량, 메트MET를 이용한 방법

메트를 이용한 운동 강도의 설정은 운동부하 검사를 통해서 알 수 있다.

일반적으로 1Met는 성인 남자가 앉아서 쉬고 있는 상태에서 소비되는 산소의 양 3.5ml/kg/min이다. 따라서 어떤 개인의 최대 산소섭취량이 35ml/kg/min이면 1Met가 3.5ml/kg/min이므로 10Met가 된다.

메트를 이용한 방법은 운동량을 계산하기가 간편하여 널리 사용되는 방법으로서 54쪽의 표를 이용하면 매우 쉽게 운동량을 계산할 수 있다.

메트를 이용해 운동으로 소모된 에너지를 구하는 방법은 아래와 같다.

운동한 시간 시, 단위 × **몸무게** kg × **메트 = 운동으로 소모된 에너지** Cal

따라서 60kg인 사람이 걷기 운동을 30분간 했다면, 54쪽의 표에서 운동 강도가 4Met이므로 운동으로 인해 소모된 에너지는 30분/60×60kg×4=120Cal이다. 여기에서 운동한 시간을 60으로 나누는 이유는, 30분minute을 시간time의 단위인 시hour에 맞춰 변환해 주기 위함이다. 그러므로 걷기 운동을 1시간 했다면 60으로 나눠줄 필요 없이 1시간×60kg×4=240Cal가 된다.

심폐지구력 운동 지속 시간

준비운동과 정리운동을 제외한 운동 시간은 보통 15~60분이다. 가장 일반적인 운동 시간은 25~45분이다. 이 정도의 운동 시간은 최대 운동 능력을 향상시키는 데 반드시 필요하다. 최대 운동 능력이 높은 사람은 낮은 사람에 비해서 장시간 동안 높은 운동 강도를 유지하면서 운동할 수 있다.

또한 체중과 운동 강도, 운동 시간을 곱하면 운동으로 인하여 소모된 총 에너지 소비량을 알 수 있으므로 운동으로 인한 소모열량을 파악해 비만으로 인한 체중조절을 과학적으로 할 수 있다.

자신의 최대 운동 능력 90% 이상의 운동 강도로 5~10분 동안 운동을 하면 심혈관계 기능이 뚜렷하게 향상된다. 그러나 높은 강도로 단시간에 하는 운동은 운동 능력이 낮은 사람이나 질환자에게는 심혈관계와 근관절에 무리를 주게 되므로 바람직하지 않다. 낮은 강도로 긴 시간 동안 운동을 하는 것이 높은 강도로 짧은 시간 동안 운동하는 것보다 소비하는 총 열량이 상대적으로 높다.

초보자의 경우 운동 시간은 25분 정도, 운동 강도는 최대 운동 능력의 40~70% 정도가 적당하다. 별다른 합병증 없이 정상적인 운동 효과를 얻었다면 2개월 후부터는 운동 시간을 35분으로 점차 늘려 나가도록 하며 8개월 정도 지나면 45분 정도를 해야 한다.

심폐지구력을 향상시키는 운동은 일반적으로 운동 후 1시간이 지나서 심한 피로감을 느끼지 않아야 알맞은 운동이며, 1시간이 지난 뒤에도 피로를 계속 느끼게 되면 운동을 천천히 하거나 운동 지속 시간을 줄여야 한다.

심폐지구력 운동 횟수

운동 횟수는 보통 1주일 단위로 계산되며 운동 지속 시간과 운동 강도, 개인의

각종 운동의 에너지 소비량met의 평균과 범위

운동	평균	범위
침상 체조	1.5	1 ~ 2
무용	4.0	3 ~ 8
농구	8.3	7 ~ 12
축구	8	5 ~ 12
볼링	3	2 ~ 4
탁구	4.1	3 ~ 5
골프	5.1	4 ~ 7
등산	7.0	5 ~ 10
언덕 오르기	7.0	5 ~ 10
자전거 타기	5.0	3 ~ 8
에어로빅 무용	7.0	6 ~ 9
낚시	3.0	2 ~ 4
야산 오르기	5.0	3 ~ 7
유도	13.0	10 ~ 16
라켓볼	10.0	8 ~ 12
테니스	6.0	4 ~ 9
배드민턴	6.0	4 ~ 9
줄넘기 (60~100회/분)	6.0	4 ~ 9
(100~140회/분)	9.0	7 ~ 11
걷기	4.0	3 ~ 5
조깅	6.0	5.5 ~ 7
달리기	8.0	7.5 ~ 10
계단 오르기	6.0	4 ~ 8
스쿠버다이빙	8.0	5 ~ 10
스케이트	6.0	5 ~ 8
스키 (활강)	7.0	5 ~ 8
(노르딕)	10.0	6 ~ 12
스쿼시	10.0	8 ~ 12
수상스키	6.0	5 ~ 7
수영	6.0	4 ~ 8

필요나 운동에 대한 관심에 따라 달라지지만 일반적으로 1주일에 3~5회가 보통이다. 매일 운동을 하면 운동으로 인한 피로가 누적되어 일상생활에 지장을 주게 되므로 2일 정도는 휴식을 취하는 것이 바람직하다 3일 운동 1일 휴식, 2일 운동 1일 휴식. 고령자나 질환자의 경우는 최대 운동 능력이 3~5메트Met 이하라면 1주일에 5일 정도를 하며, 한 번에 5분씩 4~6회 정도 반복하는 것이 좋다.

범위

등산 항목을 보면 범위가 5~10 이라고 되어 있는데 이것은 등산을 자주해서 익숙한 경우에는 5 라는 강도로 운동을 쉽게 하지만 초보자나 익숙하지 않은 경우는 10 정도의 높은 강도가 된다는 것을 의미한다.

심폐지구력을 증진시키는 운동 방법

운동을 처음 시작할 때에는 별로 힘이 들지 않지만 시간이 지날수록 힘이 들고 능률도 떨어진다. 이것은 운동을 계속하는 데 필요한 산소의 공급이 원활하지 않기 때문이다. 심폐지구력을 증진시키는 운동은 이렇게 부족한 산소섭취 능력을 향상시킬 수 있는 트레이닝으로, 여기에는 3가지 방법이 있다.

지속 운동

중간에 휴식을 취하지 않고 운동을 계속하는 방법이다.

고정식 자전거, 스테퍼, 러닝머신 등을 할 경우 30분에서 50분 정도 쉬지 않고 운동한다. 지속 운동은 체온의 상승, 신경의 피로, 움직일 수 있는 에너지원이 부족한 상태를 경험하게 해서 신체가 힘든 운동에 더욱 잘 적응할 수 있도록 해준다.

반복 운동

운동과 운동 사이에 충분한 휴식을 취하면서 반복하는 운동 방법으로, 300m

운동부하 검사

운동부하 검사(운동 검사, 트레드밀 검사)는 개인의 심장 기능과 호흡기 계통의 능력이 어느 정도인지 평가할 수 있으며, 안정을 취하고 있을 때는 나타나지 않지만 심장에 부담을 주면 나타날 수 있으므로 잠재성 질환을 알아낼 수 있는 검사 방법이다. 운동부하 검사 장비로는 고정식 자전거와 트레드밀 등이 있다.

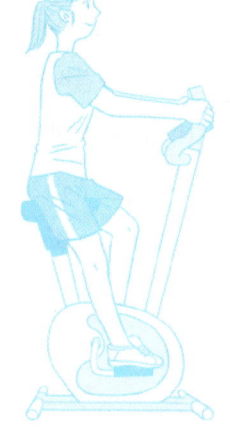

· 고정식 자전거

고정식 자전거는 수십 년 전부터 인간의 작업 능력이 어느 정도인지 측정하기 위해 사용되어 왔다. 고정식 자전거는 페달을 밟는 운동을 하는 동안에 자전거 바퀴의 분당 회전수와 자전거 바퀴에 가해지는 저항의 크기를 가지고 작업량을 산출할 수 있도록 되어 있다. 고정식 자전거 운동을 일정하게 지속해서 최대 심박수에 이를 때 운동 중 혈압, 맥박, 심장 기능 등을 종합해 보면 개인의 운동 능력을 알 수 있다.

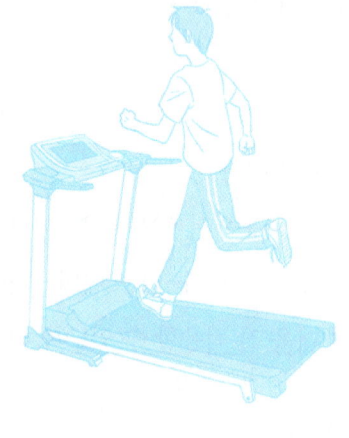

· 트레드밀

트레드밀은 각 개인의 운동 능력이 어느 정도인지 알아보기 위한 측정기구로서 실내에서 걷거나 달리기 같은 전신운동을 하고 있는 동안에 일어나는 생리적 변화를 측정할 수 있는 장비이다. 고정식 자전거보다는 전신을 이용하여 운동을 하기 때문에 개인의 최대 운동 능력을 측정할 수 있는 장점이 있다.

나 500m 달리기 등을 규정된 속도로 달리고 난 다음 충분한 휴식을 취하고 또 달리는 방법이다.

반복 운동은 달리는 거리나 시간에 따라서 유산소적 또는 무산소적 운동 능력을 집중적으로 향상시키는 데에는 좋지만 질병자나 노약자는 삼가는 것이 좋다.

인터벌 운동

운동과 운동 사이에 불충분한 휴식을 넣어 교대하는 운동 방법이다. 이를테면 아주 강하게 달리고 나서 천천히 걷는 동작을 교대로 하는 것으로, 강하게 운동을 했을 때 운동에 대한 적응력이 생겨 나중에는 걷는 시간을 줄이고 최대로 달릴 수 있도록 해준다.

예를 들어 42.195km의 마라톤을 달릴 때 10km씩 나누어서 달리는 속도를 빠르게 한 다음 처음에는 걷는 시간을 10분에서 시작하여 9, 8, 7, 6, 5…1, 0분으로 줄인다. 이후 20km의 거리를 10km달릴 때와 같은 속도로 달리게 하고 휴식시간을 같은 방법으로 줄이면 42.195km를 10km로 달리는 속도를 가져오게 되므로 지구력 훈련에 아주 좋은 훈련 방법이라 할 수 있다.

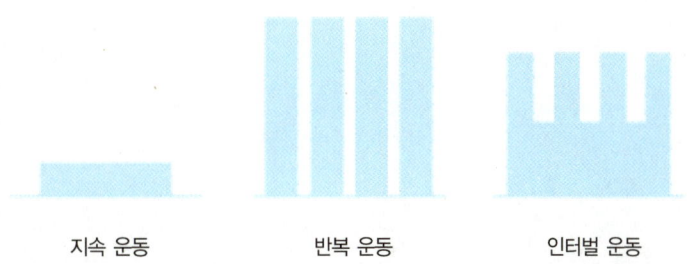

심폐 지구력을 증진시킬 수 있는 운동 방법

지속 운동   반복 운동   인터벌 운동

정리 운동

정리운동은 '준비운동의 반복이다'라고 정의할 수 있다. 정리운동은 운동 중에 증가했던 심박수나 혈압 등을 조절하여 운동 후에 생길 수 있는 현기증 등을 방지하고, 운동을 할 때 심장이 받았던 부담을 덜어 준다. 따라서 운동을 시작한다는 기분으로 다시 한 번 심호흡을 하면서 제자리걸음을 걷는다든지, 고정식 자전거의 부하량과 분당 회전수를 낮춰 안정 상태에 이르렀을 때 운동을 마치는 것이 좋다.

운동 때문에 경직된 근육을 풀어 주기 위해서는 스트레칭 체조를 가슴, 허리, 다리 부위 순서로 길게 한 뒤 운동을 끝마치는 것이 중요하다.

운동 중 유의 사항

다음과 같은 증상이나 징후가 나타나면 운동을 중단하고 의사의 진찰을 받거나 전문기관에서 처방을 받도록 해야 한다.

● 운동 전 기분이 몹시 나쁘다든지 가슴이 두근거린다든지, 변이 몹시 좋지 않을 경우

● 운동 중에 가슴이 갑자기 두근거리거나(부정맥), 가슴 부위나 목 부위에 통증이나 압박감을 느낄 경우

● 손발이 떨려 자신의 몸을 가눌 수 없는 경우

● 의식이 맑지 못하고 식은땀이 나며 안면이 창백해지거나 어지러움 등을 느낄 경우

● 염증성 질환에 감염되었을 경우

● 운동을 시작하고 5분에서 10분이 지났는데도 운동이 몹시 부담스러울 경우

● 운동 후 구토나 어지러움이 있는 경우 (이러한 증상은 운동 강도가 강하여 산소 공급 부족으로 나타나는 증상이므로 천천히 걷기를 하여 안정 상태에 이르도록 한다. 이러한 증상이 자주 있을 경우에는 심전도와 운동부하 검사 등을 받도록 한다.)

● 운동 후 1시간이 지나도 피로가 회복되지 않을 경우 (전체 운동 시간을 줄이거나 운동 강도를 낮춘다.)

Part
2

건강한
사람을
위한 운동

1

운동이
건강을 지켜준다

건강이란 단순히 의학적으로 질병이 없는 상태만을 말하는 것이 아니라 신체적, 정신적으로 외부 환경의 변화에 잘 적응할 수 있는 능력이 있음을 뜻한다. 건강했던 사람이라도 스트레스, 나쁜 식습관, 운동 부족 등으로 질병에 걸리게 되면 바로 환자가 된다. 따라서 건강할 때일수록 운동을 해서 건강을 지키고 삶의 질을 높이려고 노력해야 한다.

운동을 바르게 하기 위해서는 운동의 특성을 정확히 알아야 한다. 우리는 흔히 집이나 작업장에서 일을 했을 때 운동을 많이 했다고 말하지는 않는다. 운동을 통해 지구력이 증가되는 등의 효과를 보려면 혈압과 맥박이 올라간 상태가 15분 이상은 지속되도록 운동을 해주어야 한다.

운동 방법의 역사를 보면 1950년대는 역기, 아령, 철봉 등을 통해 근력을 증진시키는 운동을 주로 했다. 그렇지만 1970년대 이후로는 조깅, 수영, 등산, 사이클 등의 순환계통을 좋게 하는 심폐 지구력 증진을 목적으로 하는 운동을 많이 하고 있다.

심폐 지구력이란 오랜 시간 동안 일을 하는 데 필요한 능력으로서 전신 지구력이라고도 한다. 그리고 심폐 지구력을 증진시키기 위한 운동을 유산소성 운동이라고 한다.

알·고·합·시·다

유산소성 운동과 무산소성 운동

우리의 신체는 음식물을 섭취하면서 얻은 당질, 지질, 단백질의 대사 작용으로 에너지를 얻게 되는데, 이러한 대사 경로에는 산소가 필요 없는 경로무기적 대사와 산소를 필요로 하는 경로유기적 대사가 있다.

그리고 운동에는 수영, 걷기, 조깅, 달리기, 고정식 자전거 등과 같이 오랫동안 지속적으로 충분히 산소를 섭취하며 하는 종목과 100m 달리기처럼 산소를 섭취하지 않고 근육에 저장되어 있는 에너지를 사용하는 종목이 있다. 이처럼 산소를 섭취하면서 하는 운동을 유산소성 운동이라고 하며 반면에 근육에 저장되어 있는 에너지를 사용하는 운동을 무산소성 운동이라고 한다.

유산소성 운동을 계속하면 많은 양의 산소가 근육세포로 운반되고 심혈관계의 활동이 좋아져서 심장의 효율이 높아지고 콜레스테롤과 중성지방의 수치는 낮아져서 질병을 예방할 수 있는 것은 물론 질병 치료 효과도 기대할 수 있게 된다. 무산소성 운동은 역도, 단거리 달리기와 같이 단시간에 큰 힘을 내어 근육의 크기와 힘을 향상시키는 데 효과가 있으므로 젊은 성인은 무산소성 운동 능력을 향상시키는 것이 중요하다.

2

건강 증진을 위한
운동 종목

쉽게 할 수 있는 걷기

걷기는 간단하면서도 안전하게 할 수 있어 대부분의 사람들에게 실질적인 도움을 주는 운동이다.

걷기의 장점은 장소에 구애를 받지 않으며, 쉽게 운동 강도를 조절할 수 있고, 특별한 기구 없이도 운동을 할 수 있다는 점이다. 또한 운동에 익숙하지 않은 사람이 운동을 하더라도 신체에 무리가 갈 정도의 운동량이 되지는 않는다. 따라서 걷기는 비만한 사람, 고령자, 수술 후 회복기에 있는 환자의 심장 재활 프로그램에서 주로 활용되고 있다.

걷기는 운동 강도가 낮은 편이지만 구체적인 목표를 세워서 규칙적으로 하면 피하에 있는 지방을 감소시켜서 비만을 예방할 수 있고, 심장의 박동수를 낮추어 운동에 필요한 산소요구량도 감소시키므로 운동 능력을 향상시킬 수 있을 뿐만 아니라 운동으로 인한 피로를 회복하는 데에도 도움이 된다.

걷기를 할 때에는 자세가 중요하다. 목과 팔은 자연스럽게 힘을 빼고 팔은 저절로 움직이게 하며 걸어야 한다. 발이 땅에 닿을 때는 그림과 같이 발바닥의 뒤꿈치부터 닿도록 하고, 발바닥이 닿은 뒤 발끝이 닿도록 한다. 이때 발바닥에 오는 충격은 체중의 1.2배 정도이다.

경사면을 걸을 때에는 발뒤꿈치 부분이 먼저 닿는 것이 아니라 발가락이 먼저 닿기 때문에 충격이 정강이로 전달되어 쉽게 피로를 느끼게 된다. 따라서 무릎 관절 질환(관절염 등 무릎에 오는 질환)이나 요통이 있는 경우는 낮은 산이라 해도 무리해서 올라가기보다는 학교 운동장이나 아파트 단지의 공원 등을 걷는 것이 바람직하다.

스포츠센터 등 실내에서 걷기를 하는 경우는 월·수·금요일은 시계 방향으로 걷고 화·목·토요일은 시계 반대 방향으로 걷는 것이 안정적인 자세와 균형감을 가지는 데 도움을 줄 수 있다.

이처럼 쉬운 걷기 운동을 하기 전에도 충분한 준비운동이 꼭 필요하다. 준비운동은 5분에서 10분 정도의 스트레칭 체조가 적당하며, 춥거나 특별히 몸이 무겁다고 느껴지는 날에는 좀 더 충분히 몸을 풀어주는 것이 좋다. 건강한 사람의 경우, 처음에는 2Km 정도를 목표로 정해서 빨리 걷기와 천천히 걷기를 반복하면서 주 5일 정도 운동을 하는 것이 좋다.

간혹 정상적인 방법으로 걷기를 하는데도 발목이나 무릎에 이상을 느끼는 경우가 있다. 이때는 운동화의 뒤꿈치가 한쪽으로 닳아 있는지를 먼저 확인해야 하는데, 만약 한쪽만 닳아 있다면 운동화를 바꾸어야 한다.

그리고 자신이 걸은 거리를 알고 싶다면 몇 보나 걸었는지 계산해 보면 된다.

보폭은 자신의 신장(cm)에서 100을 빼서 계산한다. 따라서 키기 170cm인 사람의 보폭은 70cm이고, 이 사람이 보통 100m를 걷기 위해서는 약 143보(10,000cm÷70cm)가 필요하다. 즉 보폭을 일정하게 지켜서 143보 정도를 걸으면 약 100m를 걸었다는 것을 알 수 있다.

우리가 보통 하루에 걷는 양은 약 4,000보 정도라고 한다. 따라서 1만 보를 걸기 위해서는 6,000보를 더 걸어야 한다. 100m를 걷기 위해서 걸리는 시간은 건강한 사람의 경우는 약 1분 정도, 노약자들의 경우는 1분 10초 정도이다. 즉 6,000보를 채우려면 지금보다 40분 정도는 더 규칙적으로 걸어야 한다.

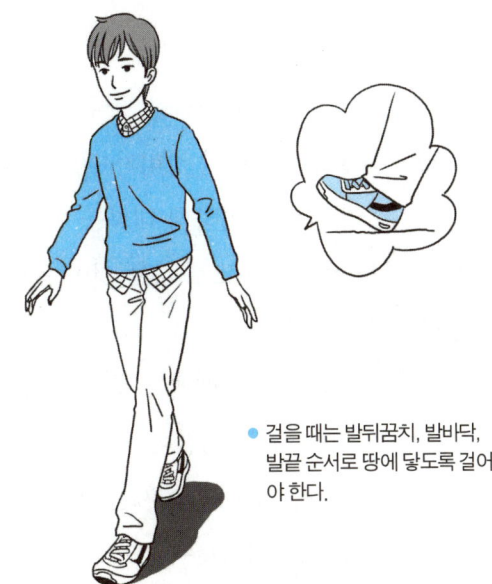

● 걸을 때는 발뒤꿈치, 발바닥, 발끝 순서로 땅에 닿도록 걸어야 한다.

알·고·합·시·다
슬리퍼와 걷기

병원에서 입원 생활을 하면 아무래도 신체 활동이 부족해지기 때문에 간단한 운동을 하기 위해서 복도를 걷거나 계단을 오르내리는 환자를 보게 된다. 이러한 환자들은 대부분 슬리퍼를 신고 운동을 하는 경우가 많다.

슬리퍼는 신고 벗기에는 편하지만 발뒤꿈치부터 걷는 것이 아니고 발가락 부분에 힘을 주어 걷기 때문에 계속해서 운동을 하면 무릎이나 정강이 쪽에 부담을 주어 무릎이 아프거나 근육통을 느끼게 된다.

따라서 슬리퍼를 신고 병실 복도를 걸어 다니는 것보다는 발뒤꿈치의 충격을 흡수할 수 있는 운동화를 신고 걷는 것이 좋다.

심장과 폐를 건강하게 하는 조깅

조깅은 심장과 폐에 적절한 자극을 주어 심폐기능을 향상시킬 수 있는 전신 운동으로, 특별한 기술이나 장비가 필요하지 않으며 장소에도 구애를 받지 않는다.

조깅은 옆 사람과 편하게 대화를 할 수 있고 옆으로 스쳐 지나가는 간판을 읽을 수 있을 정도의 속도로 하는 것이 올바른 방법이다. 이보다 속도를 빠르게 하면 달리기가 된다.

조깅을 처음 시작할 때에는 무조건 달리는 것보다는 15~30분 정도 걷기와 조깅을 반복하다가 걷는 시간은 점차 줄이고 조깅하는 시간을 늘려나가야 한다.

그리고 조깅을 할 때의 자세는 똑바로 선 상태에서 머리를 들고 시선은 전방을 주시하며, 어깨의 힘은 빼고, 수평을 유지하며, 팔은 편안하게 들고, 주먹은 가볍게 쥐도록 한다. 무릎과 발은 앞을 향하고 발을 디딜 때에는 발뒤꿈치, 발바닥, 엄지발가락 순서로 닿도록 한다. 이때 발에 오는 충격은 체중의 2배 정도가 된다.

운동 전에는 5~10분 정도 조깅을 위한 스트레칭 체조를 하여 발목이나 무릎 허리 부위의 관절을 잘 풀어주어야 한다. 특히 잠에서 깬 지 얼마 되지 않았거나 겨울같이 기온이 찰 때에는 몸이 잘 풀리지 않으므로, 관절에 부담이 가지 않도록 준비운동에 더욱 신경을 써야 한다.

운동복은 활동하기 좋도록 약간 넉넉하며 땀 흡수력이 좋은 옷을 입고, 이른 새벽이나 야간에 운동을 할 경우에는 눈에 잘 보이는 밝은 색상의 옷이나 야광 띠를 착용해서 안전사고에 내비해야 한다. 운동화는 발에 잘 맞고 발뒤꿈치에 올 수 있는 충격을 잘 흡수할 수 있는 것을 선택하도록 한다.

조깅의 흥미를 높이기 위해서는 가끔씩 달리는 코스를 변경하거나 가족과 함께 운동을 하는 것이 좋다.

알·고·합·시·다

하루에 얼마나 달려야 하나?

조깅은 1주일에 3~5일 정도 하는 것이 적당한데, 매일 하더라도 1주일간 조깅의 총 거리는 24km(15mile) 이내인 것이 좋다. 미국 조깅 협회 보고에 따르면 1주일에 24km 이상 조깅을 하게 되면 운동으로 인한 충격이 누적되어 발목과 무릎, 허리 등에 상해가 발생한다고 한다.

매일같이 조깅을 하는 경우라도 비나 눈이 오거나 건강 상태가 좋지 않은 경우는 운동을 하지 않아야 한다. 그리고 운동 전에 운동화 내부에 이물질이 있는지, 천 조각이 찢어져 있지는 않은지 점검할 필요가 있다. 또한 운동화 바닥의 한쪽 면이 많이 닳아있다면 발목이 밖으로 젖혀지면서 발목이 삐거나 무릎에 부상을 입을 수 있으므로 새로운 것으로 교환하여야 한다.

운동 효과가 큰 달리기

수많은 사람들이 달리기를 하는 이유는 누구나, 언제 어디서나 할 수 있으며 경비가 들지 않고 확실하게 건강을 찾을 수 있기 때문이다.

달리기는 걷기나 조깅을 하는 사람에 비해 체력이 좋거나 달리기에 익숙한 사람이 하는 것이 좋다. 일반적으로 달리기는 운동 강도가 강하기 때문에 심장, 폐, 근육 등에 자극을 많이 주므로 운동 효과를 증가시켜서 운동 능력을 향상시킬 수 있다. 따라서 다른 종목의 운동을 하더라도 쉽게 피로를 느끼지 않게 해주고 질병의 발병률도 감소시킬 수 있다.

달릴 때의 올바른 자세는 등을 곧게 펴고, 시선이 발끝을 향하지 않도록 편안하게 고개를 들어 정면을 보고, 팔은 몸통으로부터 약간 떨어지면서 지면과 평행이 되도록 해야 한다. 또한 발은 발뒤꿈치부터 바닥에 댄 뒤 앞으로 나가고, 이것이 힘들면 발바닥 전체가 닿도록 한다. 달리기를 할 때 발뒤꿈치에 오는 충격은 체중의 3배 정도가 되므로 처음부터 급하게 보폭을 넓히지 말고 비교적 작은 보폭으로 달리기를 해야 하며, 발의 충격을 흡수할 수 있는 러닝화를 신도록 한다.

호흡은 입을 가볍게 벌리고 두 번 들이쉬고 두 번 내쉬기를 하는 것이 원칙이지만, 되도록 자연스럽게 호흡을 하는 것이 좋다.

우심방

심장 안의 오른쪽 윗부분. 온몸의 정맥에서 오는 피를 받아 우심실로 보내면, 우심실에서는 폐동맥을 통해서 피를 깨끗이 하고 폐정맥을 통해서 좌심방으로 전달한다.

원하는 거리만큼을 달려서 목적지에 도달하더라도 정리운동을 하거나 제자리에서 천천히 걷는 것이 좋다. 달리기는 운동 강도가 강한 만큼 근육에 있던 정맥혈이 일시적으로 심장의 우심방˙으로 모이게 되어 심장에 부담을 줄 수 있으므로, 제자리 뛰기나 걷기를 계속하면서 운동 강도를 낮추어야 심장의 부담을 줄일 수 있다. 운동을 마친 뒤에는 꼭 스트레칭 체조를 통해 운동으로 긴장된 근육을 풀어주어야 한다.

달리기의 경우도 조깅과 같이 1주일에 24km 정도 범위가 근관절근육과 뼈와 뼈 사이의 연골에 손상을 입히지 않는 적당한 거리이므로 선수가 아닌 경우는 이 범위를 넘지 말아야 한다. 또한 땀을 내기 위해 합성수지로 된 운동복을 입는 경우가 있는데, 이런 운동복은 체내에서 방출된 수분의 증발을 억제하기 때문에 되도록 안 입는 것이 좋다. 그리고 아주 덥거나 습기가 있는 날은 운동을 쉬거나

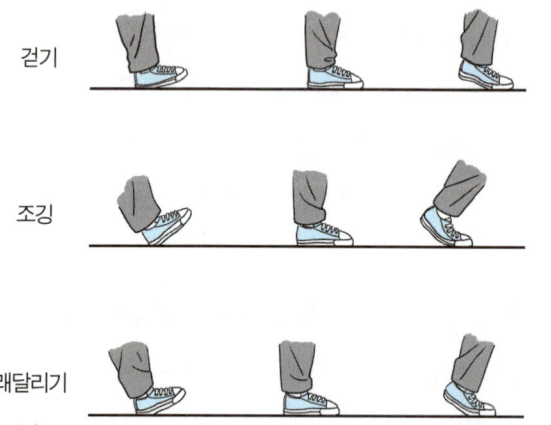

걷기

조깅

오래달리기

● 속도가 빨라질수록 발뒤꿈치가 땅에 닿는 시간이 짧아진다.

알·고·합·시·다

조깅과 달리기를 할 때는 차를 조심하자

집을 나서기 전에는 가족에게 조깅 코스와 귀가 예정 시간을 알리며 신분증을 휴대한다. 이어폰이나 헤드폰으로 음악을 들으면서 조깅을 할 때는 소리를 줄여 교통사고에 대비하도록 하고, 교통신호를 반드시 지키며, 오토바이를 주의한다. 또한 밤에 달리는 것은 위험하며, 달리더라도 익숙하지 않은 길은 피한다.

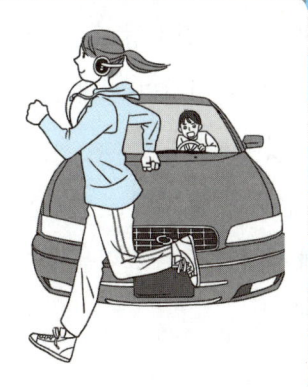

아니면 이른 아침 또는 저녁에 운동을 하는 것이 좋다.

대표적인 유산소성 운동인 러닝 머신

벨트 위에서 걷거나 달릴 수 있는 러닝 머신은 실내에서 할 수 있는 운동이므로 고정식 자전거와 같은 장점을 가지고 있다.

러닝 머신도 고정식 자전거와 마찬가지로 운동 중에 텔레비전을 시청하거나 음악을 들으면서 하면 피로와 지루함을 줄일 수 있다. 창밖의 경치나 거울을 보면서 걷거나 달리면 속도감도 느낄 수 있고 자세의 균형을 찾는 데에도 도움이 된다. 또한 경사도를 조절하면 등산을 하는 기분을 느낄 수 있다. 그러나 무릎이 좋지 않거나 허리가 불편한 경우, 경사를 높게 하면 통증이 악화되거나 계속될 수 있으므로 경사도를 2% 정도 낮춰서 운동해야 한다. 보통 시속 4~6km 정도로 15분 이상은 지속해야 하며 25분에서 45분 정도 하면 좋다.

러닝 머신은 운동할 때의 심박수나 운동 지속 시간, 운동 강도에 따른 소비 열량을 정확하게 알 수 있으므로 무리하지 않고 규칙적으로 한다면 높은 효과를 볼 수 있는 유산소성 운동이다. 또한 팔과 다리의 근육들을 사용하기 때문에 운동 능력을 향상시키는 데 효과적이며 남녀노소 모두 손쉽게 할 수 있는 장점을 가지고 있다.

운동을 할 때에는 편안함을 줄 수 있는 조명을 설치하거나, 좁은 공간이라면 벽에 경치가 좋은 그림을 걸어 두고 감상을 하면서 운동하는 것도 좋은 방법이다.

발목과 무릎에 충격을 주지 않는 고정식 자전거

고정식 자전거는 걷기나 조깅, 달리기 등을 대신할 수 있는 실내 운동으로 추위나 더위 등에 상관없이 운동 부족을 해소할 수 있는 매우 효과적인 전신운동이다.

흔히 고정식 자전거는 다리로 페달을 돌리기 때문에 다리의 근력만을 증진시킨다고 생각하기 쉽지만, 지속적으로 운동을 하면 심장과 폐의 운동 능력이 향상되고 근력이 증진된다. 또한 운동으로 인하여 체내에 축적된 지방이 에너지로 사용되기 때문에 전신운동에 속한다.

달리기는 지면의 상태에 따라서 땅을 디딜 때 발목이나 무릎에 손상을 가져올 수도 있다. 하지만 고정식 자전거는 안장에 앉아서 하기 때문에 상체의 무게가 다리와 관절에 무리를 주지 않아서 지구력 증진을 위한 매우 효과적인 운동이다. 또한 실내에서도 장소를 많이 차지하지 않고 이동이 가능하기 때문에 편리하게 사용할 수 있다.

그리고 텔레비전을 보거나, 음악을 듣거나, 자전거 핸들에 책을 놓는 선반을 설치해서 잡지 등을 읽으면서 운동을 하면 지루하지 않고 더욱 즐겁게 할 수 있다. 특히 수험생은 운동이 매우 부족하기 때문에 자전거를 타면서 책을 보거나 음악을 들으면 시험으로 인한 긴장감을 해소할 수 있고 체력도 증진되므로 매우 효과적이다.

고정식 자전거의 적당한 운동 횟수는 1주일에 3~5일 정도이며 운동 시간은 하루 25분에서 45분 정도가 알맞다.

고정식 자전거를 탈 때에는 안장에 앉았을 때 페달 위에서 무릎이 약간 구부러질 정도가 되도록 의자의 높이를 조절한다. 또 강도를 너무 높게 하지 말고, 손잡이 위에 손을 자연스럽게 올려놓듯이 잡아야 한다. 그리고 반드시 운동화를 착용하여 발바닥의 손상을 예방해야 한다.

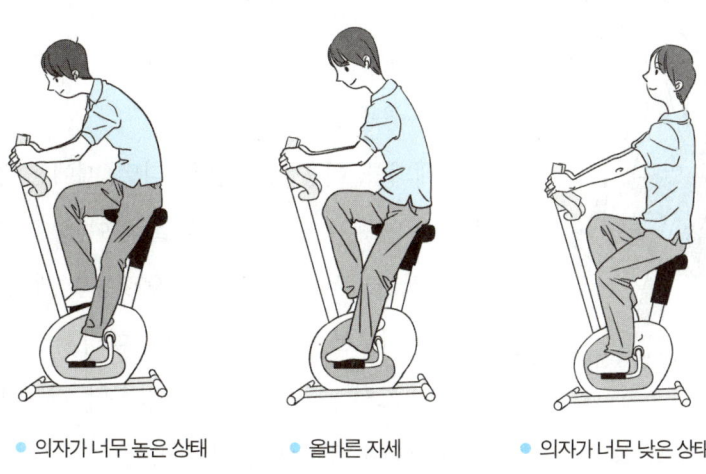

● 의자가 너무 높은 상태　　● 올바른 자세　　● 의자가 너무 낮은 상태

알·고·합·시·다
고정식 자전거의 또 다른 운동 방법

일반 자전거도 그렇지만 고정식 자전거도 역시 아무리 안장을 인체 공학적으로 만들었다고 해도 20분 이상 앉아 있다 보면 엉덩이에 통증을 느끼게 된다. 그래서 방석을 놓고 앉아 보아도 아프거나 불편한 것은 마찬가지이다. 이때 고정식 자전거 뒤에 의자나 소파를 놓고, 양손은 안장을 잡고 페달에 발을 올려놓고 타면 오랜 시간을 타더라도 엉덩이 통증을 느끼지 않고 운동을 장시간 계속할 수 있다.

스테퍼는 5분 정도가 적당하다

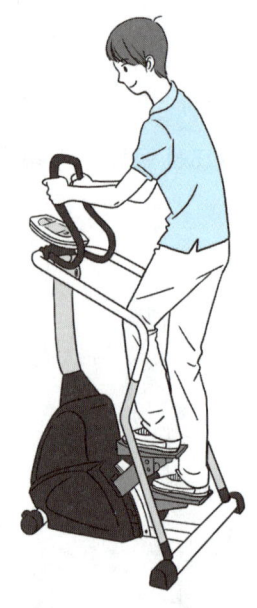

● 스테퍼를 할 때는 발바닥 전체가 닿도록 한다.

스테퍼는 값이 싸고 공간도 많이 차지하지 않으므로 실내운동으로는 매우 좋은 운동이지만 방법을 바로 알고 하는 것이 중요하다.

일반적으로 등산을 하는 기분으로 스테퍼를 계속하게 되면 정강이로 충격이 전달돼서 무릎에 통증을 느끼게 되고, 잘못된 운동 방법 때문에 손상을 입었는데도 그 원인을 몰라 운동을 그만두게 되는 경우를 종종 볼 수 있다.

스테퍼를 이용하여 발을 디딜 때에는 걷기처럼 발바닥 전체가 닿도록 운동을 해야 충격이 무릎이 아닌 장딴지로 전달되므로 오랫동안 운동을 해도 다리의 피로를 덜 느끼게 된다. 따라서 스테퍼를 할 때는 반드시 운동화를 신고 발바닥 전체가 닿도록 해야 한다는 것을 명심해야 한다.

스테퍼는 운동에 익숙지 않거나 체력이 저하되어 있는 경우는 신체 부담 정도가 높은 운동이므로 처음부터 오랜 시간 지속하지 말고 5분 정도 운동 후 휴식하고 4~6회 반복한다.

혹시 운동을 마친 뒤 무릎이나 발목 부위에 열이 나거나 통증이 느껴지면, 찬 수건이나 얼음주머니 등으로 열이 나는 관절 부위를 식혀 주어야 관절 부위 상해를 예방할 수 있다.

74

세계적인 인기 운동, 줄넘기

줄넘기는 간단한 도구를 가지고 시간이나 장소에 구애를 받지 않고 할 수 있는 운동이다. 특히 줄넘기는 유산소성 운동으로서 조깅, 사이클, 에어로빅 운동을 했을 때와 마찬가지로 심폐 지구력, 근력, 유연성, 순발력, 지구력 등을 증진시킬 수 있으므로 우리의 신체를 단련하는 데 매우 좋은 운동이다.

어린이들은 관절이 부드러워 팔 동작과 다리 동작을 함께 할 수 있는 협응력이 좋은 것은 물론 유연하기 때문에 운동 기술을 매우 빠

> **협응력**
> 대뇌의 신경 자극에 따른 근관절의 움직임이 조화를 이루는 능력

르게 배운다. 그래서 줄넘기는 짧은 시간의 단조롭고 즐거운 운동 종목을 좋아하는 어린이들에게 좋은 운동이다.

줄넘기는 발바닥의 앞부분으로 뛰고 발뒤꿈치를 붙이지 않으며, 착지 시에는 무릎을 가볍게 굽히는 것이 올바른 방법이다. 무리하게 높이 뛰거나 크게 뛰지 않아야 하며 리듬감 있게 운동을 하고 싶으면 음악을 틀고 박자에 맞추도록 하는 것이 좋다. 그리고 발끝으로 뛰는 줄넘기의 특성상 발에 오는 충격이 매우 크기 때문에 반드시 운동화를 신는 것이 중요하다. 바닥은 약간의 충격을 흡수할 수 있는 체육관의 마룻바닥이 좋은데, 요즘은 줄넘기 매트를 판매하고 있으므로 이를 이용하는 것도 바람직하다.

비만이거나 노인의 경우는 팔과 다리의 협응력이 떨어져서 줄넘기를 배우는 속도가 늦어진다. 그렇다고 줄넘기를 포기하지 말고 줄을 이용하여 동그랗게 돌리거나 8자로 돌리기, 양손으로 줄 잡아당기기 등을 먼저 해서 어느 정도 익숙해지면 줄넘기의 쉬운 동작부터 시작하도록 한다.

어린이와 중년 이상의 성인은 자신이 쉬지 않고 최대로 할 수 있는 반복 횟수를 3등분하여 반복하면 과다한 운동 때문에 생길 수 있는 부상을 예방할 수 있다.

예를 들어 최대 반복 횟수가 90회라면, 30~40회씩 3번 하여 총 횟수 120회 정도를 할 수 있도록 한다.

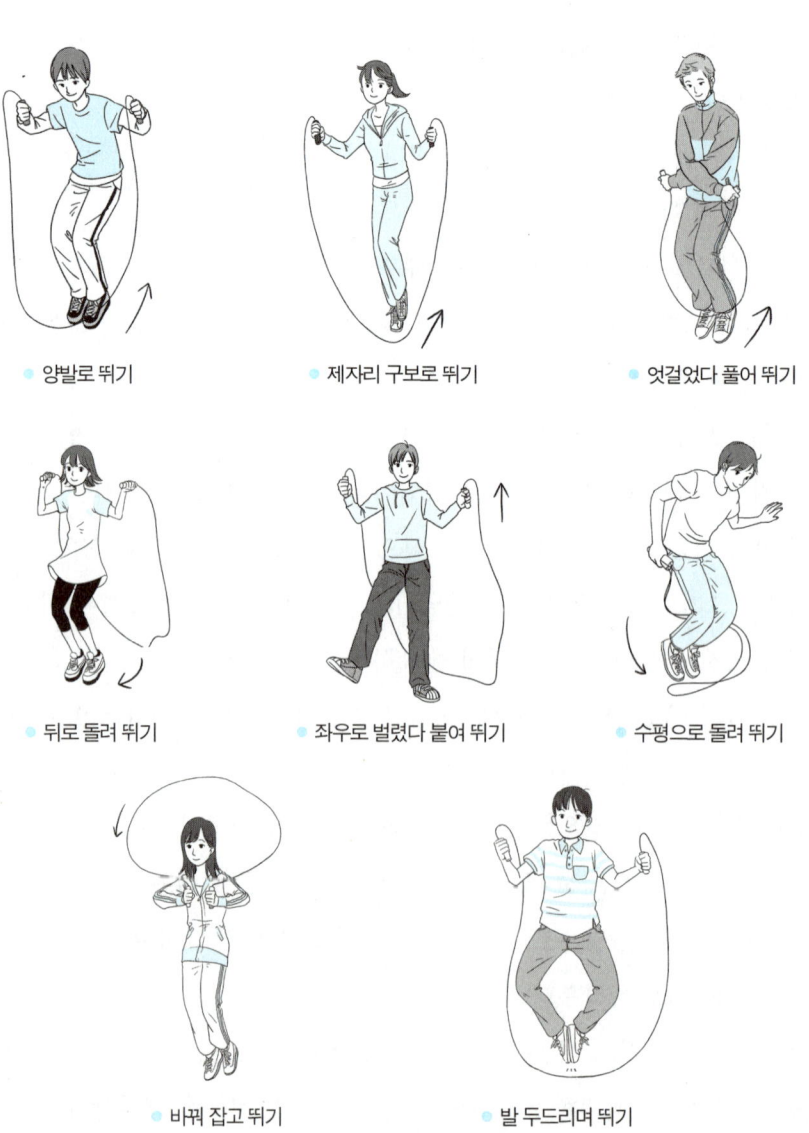

양발로 뛰기

제자리 구보로 뛰기

엇걸었다 풀어 뛰기

뒤로 돌려 뛰기

좌우로 벌렸다 붙여 뛰기

수평으로 돌려 뛰기

바꿔 잡고 뛰기

발 두드리며 뛰기

올바른 걸음걸이가 중요한 등산

등산은 많은 사람들이 선호하는 운동 종목 중 하나이다. 그런데 산에 올라가는 걸음걸이를 보면 그 사람의 등산 경력을 짐작할 수 있다고 한다. 그만큼 걸음걸이는 등산의 중요한 기본 기술이다.

올바른 걸음걸이로 등산을 하려면 우선 등산화가 발에 잘 맞고 편해야 한다. 일반적으로 등산화의 끈은 산에 올라갈 때는 약간 느슨하게 매고 내려올 때는 꽉 매야 한다. 그리고 산행 도중 앞사람과의 거리가 멀어지더라도 조급해하지 말고 처음부터 끝까지 걸음걸이 속도를 일정하게 유지해야 한다.

걸을 때는 지면에 발바닥 전체가 닿도록 하며 다리를 앞으로 내어 놓는 것이 아니고 무릎이 앞으로 나온다는 기분으로, 걸음을 짧게 천천히 떼면서 걷는다. 계단을 오를 때를 제외하고는 발끝으로 걸어서는 안 된다. 진흙길이나 모랫길에서는 등산화 뒤꿈치로 강하게 딛고 균형을 잡으면서 내려와야 한다. 초보자는 무거운 짐을 들었을 때 무릎이 굽혀지는 듯한 느낌이 들 수 있지만 마음을 편하게 가지고 몸 전체를 조금씩 앞뒤로 흔든다는 기분으로 천천히 걷는다.

한 번에 많이 쉴 생각으로 무리해서 오랫동안 걷지 말고 너무 피로해지기 전에 일정한 간격을 두고 쉬어야 한다. 보통 20분 산행 후 5분 정도 쉬는 것이 신체의 피로를 더는 데 중요하다.

대부분의 직장인은 등산을 할 수 있는 시간적 여유가 많지 않다. 1주일에 1회 정도 가는 것이 일반적인데, 횟수가 적다고 무리해서 한 번에 4시간 이상씩 무리하게 등산을 하면 오히려 피로가 누적되고 건강에 도움을 주지 못한다. 따라서 등산을 주1회 하는 경우 주중에 3일 정도는 수영, 조깅, 줄넘기, 야산 오르기, 자전거 타기 등을 해서 평상시 운동량을 늘려야 한다.

요통이 심한 환자나 관절염 환자에게 무리한 산행은 바람직하지 못하므로 평지나 야산을 이용하여 운동을 해야 한다.

고지대에서의 운동

사람이 불편을 느끼지 않고 생활할 수 있는 고도는 수면으로부터 약 1,800m 높이 이하이다. 고도가 높아짐에 따라 산소의 양은 감소하지만, 국가 간의 고도 차이가 그렇게 크지 않기 때문에 대부분의 건강한 사람들은 저지대에서 고지대로 별다른 불편 없이 여행할 수 있다.

그러나 고지대에 대한 적응 없이 해발 2,000m 이상의 곳을 여행하거나 등산을 할 경우는 갑자기 어지러움이나 피로감, 두통, 호흡곤란, 판단력 저하 등의 증상이 나타나게 된다. 이는 고지대의 낮은 압력으로 인해 산소가 부족해서 생기는 증상으로, 그곳에서 몇 주 정도 생활하면서 몸이 환경에 적응하게 되면 저산소증은 사라지게 된다.

특히 4,000m 이상의 고지대에서 선수들이 꾸준히 훈련을 하게 되면 적혈구의 수가 증가하고 호흡근(내외늑간근, 호흡할 때에 흉곽을 확대하고 수축시키는 근육)이 발달하여 체력이 향상되므로 경기 능력을 향상시킬 수 있다.

물을 이용한 전신 운동, 수영

수영은 물의 부력을 이용하여 신체 전반을 고루 발달시켜 주는 아주 좋은 전신운동으로, 물놀이를 하면서 흥미를 가지고 재미있게 운동할 수 있다는 장점이 있다.

일반적으로 사람들이 물속에서 느끼는 무게는 체중의 약 20% 정도이다. 그러므로 수영은 운동에 의한 충격이 적어서 근관절 질환을 예방할 수 있고, 계획을 세워서 규칙적으로 하면 심폐 지구력도 증진시킬 수 있다. 또한 물속에서는 육지에서보다 체온을 유지하고 활동을 하는 데 더 많은 열량이 필요하므로 에너지 소모 측면에서도 수영은 매우 효과적인 운동 종목이라고 할 수 있다.

체력을 유지하고 향상시키기 위해서는 운동의 강도가 인체에 적절한 자극을 줄 수 있는 정도가 되어야 한다. 운동 강도가 너무 낮으면 운동의 효과를 얻을 수가 없고 운동 강도가 너무 높으면 운동 중에 사고나 상해가 발생할 위험이 높다.

따라서 초보자나 질환자는 '물속에서 걷기' 등의 운동을 해서 물에 적응을 하고 균형 감각을 터득하는 것이 필요하다.

물에 어느 정도 적응이 된 후에는 킥보드(kick board)를 잡고 다리를 저으면서 호흡에 곤란을 느끼지 않을 만큼 거리를 점차 늘려나간다. 수영에 익숙해져서 25m 정도 쉬지 않고 갈 수 있게 되더라도 무리한 영법을 시도하지 말고 자유형이나 배영, 평영 등을 하도록 한다. 하지만, 평영은 허리에 통증을 생기게 할 수 있으므로 요통 환자는 하지 않는 것이 좋다.

수영은 체력도 매우 중요하지만 많은 기술이 필요한 운동이므로 처음부터 무리하게 하지 말고 수영법에 어느 정도 익숙해지면 자신의 체력에 맞는 구체적인 프로그램에 따라 목표를 설정하고 운동하는 것이 바람직하다. 보통 1km를 쉬지 않고 수영해 약 30~35분 정도에 도달할 수 있으면 심폐 지구력이 완성되었다고 볼 수 있다.

철저한 준비가 필요한 스쿠버다이빙

일반적으로 대기 중에는 고도가 증가함에 따라 압력의 변화가 서서히 일어나지만 수중에서는 깊이가 약간만 변화하더라도 압력이 급격하게 변화된다. 잠수를 할 때 호흡하는 공기의 압력은 물의 압력에 비례해서 증가하며, 보통 수중 9m 정도에서의 압력은 인간이 견딜 수 있는 기압의 2배 정도가 된다.

잠수 장비가 수압에 따라 변하는 공기 필요량과의 균형을 잡아주지만, 잠수 도중 불필요한 동작(다른 방향으로 이동하거나 목표한 길이를 초과 했을 때)으로 인하여 산소 요구량이 많아지면 호흡 조절기는 충분한 산소를 공급할 수 없게 되어 호흡이 곤란해지고 이로 인해 공포감을 느끼게 된다. 따라서 다이버는 물속에서의 압력의 변화나 기체의 성질 등에 대해 지식을 쌓고, 이에 대한 적응 훈련을 하는 것이 필요하다.

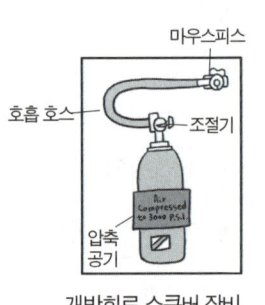

마우스피스

호흡 호스

조절기

압축
공기

개방회로 스쿠버 장비

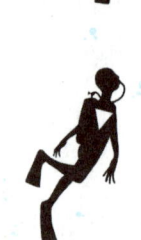

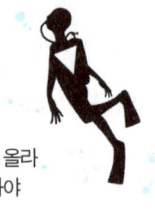

● 물속에서 올라올 때는 물방울이 올라
오는 속도에 따라 서서히 올라와야
한다.

비교적 얕은 물이나 수영장일지라도 너무 갑작스럽게 잠수를 하면 혈액순환에 장애가 생겨 두통, 현기증, 구토 등의 증상이 나타나며 관절통이 생기기도 한다.

잠수에서 가장 위험한 것은 다이버가 물속에서 공포에 질려 숨을 멈추고 갑자기 물 밖으로 나오는 경우이다. 이때 증가된 공기의 압력은 미세한 폐조직을 파괴하여 조직과 혈액 속에 질소 거품을 일으키는 색전증을 생기게 할 수 있다. 따라서 깊은 물속에서는 호흡곤란 때문에 공포를 느끼더라도 당황하지 말고 물방울이 물 밖으로 올라오는 속도에 따라 서서히 물 위로 올라와야 한다.

호흡계 질환이 있거나 물에 공포를 느끼는 경우는 위험하므로 상담 후 운동에 임하는 것이 바람직하다.

가족 단위로 즐길 수 있는 배드민턴

배드민턴은 비교적 좁은 장소에서 나이나 남녀의 구별 없이 가족 단위로 즐길 수 있는 운동이다. 혼자 하는 단식과 둘이 한 팀이 되는 복식이 있는데 노약자나 신체가 허약한 사람 등은 단식보다는 조를 편성하여 복식 경기를 하는 것이 좋다. 배드민턴은 신체에 가볍고 지속적인 자극을 주기 때문에 체력을 강화시켜 주고 상호 간의 공동체 의식과 유대감을 증진시킬 수 있는 운동이다.

배드민턴을 잘하기 위해서는 심폐 지구력, 근지구력, 유연성, 근력, 그리고 순발력 등이 필요하다.

배드민턴을 하는 장소로는 안전사고를 예방하기 위해서 사람들의 통행이 잦은 곳은 피하고 가능하면 숲이나 큰 건물에 의해 바람막이가 되는 공간을 이용한다. 집 주위에 마땅한 장소가 없을 시에는 공원이나 약수터 등으로 산책 또는 조깅을 가서 배드민턴을 하면 더 많은 운동 효과를 얻을 수 있다.

배드민턴은 처음에는 마주 서서 서로에게 콕을 보내는 연습을 하다가 어느 정도 잘 할 수 있게 되었을 때 기둥을 양쪽에 세우고 1.52m의 높이에 적당한 끈으로 네트를 만들고 코트를 그려서 시합을 하는 것이 좋다.

복장에는 특별히 구애를 받지 않아도 되지만 될 수 있으면 간편한 운동복이 좋으며, 많이 뛰어야 하므로 신발은 쿠션이 좋은 운동화를 신는 것이 운동 상해를 예방하는 데 도움이 된다.

배드민턴을 하다가 자주 발생하는 상해로는 경기 중 급하게 동작이나 자세를 변경했을 때 발생하는 손목과 발목의 염좌, 아킬레스 건염_{아킬레스건의 염증}, 아킬레스 건 파열과 허리를 젖히면서 나타나는 근육통과 요통 등이 있다.

상해 예방을 위해서는 운동을 시작하기 전에 가벼운 달리기 등을 해서 전신의 근육과 관절을 풀어주어야 한다. 특히 손목과 발목, 어깨, 무릎, 주관절_{팔꿈치}에 대한 충분한 준비운동이 필요하다. 또한 경기 전 바른 자세를 익히는 것은 물론 안정된 자세로 정확히 콕을 칠 수 있도록 훈련해야 한다. 그리고 체력에 알맞게 운동을 하며 평소 웨이트트레이닝으로 기본적인 근력을 강화시켜야 한다.

운동 강도가 높은 테니스

테니스는 매우 민첩하게 동작을 멈추거나 바꿔야 하는 운동으로, 단식 경기의 경우는 약 3~6Km 거리를 뛰는 것과 같을 정도로 강도가 높은 운동이다.

테니스의 경기력을 향상시키기 위해서는 심폐 지구력, 민첩성, 순발력 등의 체력이 뛰어나야 한다. 운동 시작 전에 가벼운 달리기, 손목과 발목, 어깨, 무릎, 주관절_{팔꿈치}에 대한 준비운동을 해서 전신의 근육과 관절을 풀어 주어야 한다. 그리고 게임을 하기 전에는 어깨, 허리, 무릎 관절을 풀어주고 각종 스윙이나 서비스 등의 기술을 연습해야 한다.

테니스는 특히 어깨와 무릎, 발목, 허리 부위의 손상이 발생하므로 체력이 저하된 경우는 팔굽혀펴기, 윗몸일으키기, 앉았다 일어서기, 쪼그려 뛰기 등의 근력 증진 운동을 반드시 하여 신체의 균형을 이루고 왕복 달리기, 조깅, 수영, 자전거 등의 전신 지구력 운동 등을 하면 기술의 습득이 용이하고 경기력을 향상시키는 데 도움이 된다. 테니스 종목의 경우는 1주일에 2~3회 정도하며 총 운동시간은 1~2시간 정도의 운동량이 효과적이다.

테니스를 하기 위해서는 테니스 라켓과 공, 그리고 테니스화를 준비해야 한다. 테니스 라켓은 개인에 따라 알맞은 크기, 무게, 손잡이의 크기를 고려하여 선택해야 테니스 엘보_{주관절팔꿈치에 염증이 생기는 질환} 등의 부상을 예방할 수 있으며 기술도 향상시킬 수 있다. 또한 테니스화는 미끄럼을 방지하고 점프 동작에서 충격을 줄여주므로, 운동 상해를 예방하기 위하여 착용하는 것이 좋다.

운동 후는 물론 일상생활을 하다가 어딘가에 부딪쳐 팔꿈치 부위에 열이 발생할 경우는 10분 정도 얼음찜질을 하고 5분 정도 쉬는 과정을 열이 없어질 때까지 반복해주며, 팔꿈치를 무리하게 사용하지 않는 것이 바람직하다.

도시인에게 적합한 스쿼시

테니스의 변형된 형태인 스쿼시는 사방이 벽으로 둘러싸인 직육면체 코트에서 2명의 선수가 번갈아 가며 라켓으로 벽에 볼을 튀기고 이를 다시 받아쳐내는 스포츠이다. 이는 19세기 중엽에 영국에서 배드민턴과 함께 성행했던 스포츠로, 원래는 감옥에 갇혀 있던 죄수들이 무료한 시간을 보내기 위한 방법으로 탄력 있는 동그란 야생 열매를 이용해 벽치기를 했던 것에서 유래되었다고 한다.

스쿼시는 경기 규칙이 간단해 배우기 쉽고 실내에서 사계절 즐길 수 있는 스포츠로서 적은 시간에도 운동량이 많아 도시인에게 적합하다. 또 운동 효과가 높아 체중 조절은 물론 심폐 지구력을 높이고 하지를 단련시키는 데 좋으며 스트레스 해소에도 효과적이다.

스쿼시를 하다가 주로 발생하는 부상으로는 라켓에 의한 안면 타박상과 급제동에 의한 발목의 염좌삐는 것. 제6장 〈운동을 하다가 다쳤을 때〉 참고 등이 있다. 안면 타박상을

알·고·합·시·다
운동을 시작한 뒤 옆구리가 아픈 까닭은?

보통 운동을 시작하고 나서 얼마 동안 옆구리나 가슴에 통증을 느끼다가 운동을 계속하면 통증이 사라지는 것을 경험할 수 있다. 이런 통증은 혈액 공급이 부족해지면서 산소 공급량이 적어지기 때문에 생긴다. 하지만 본격적으로 운동을 하기 전에 준비체조를 하거나 제자리 걷기 등을 하면 통증이 나타나지 않는다. 운동 중에 옆구리의 통증이 나타나면 가볍게 제자리 걷기를 하거나 통증 부위를 누르고 심호흡을 하면 통증은 완화될 수 있다.

사람에 따라서는 통증이 너무 심해져서 운동 속도를 줄이거나 운동을 중단해야 하는 경우도 있으므로, 운동을 시작할 때 갑자기 물속에 들어가거나 무리하게 강한 운동을 하는 등의 위험한 행동은 피해야 한다.

예방하기 위해서는 보안경을 착용하는 것이 좋다. 또 체중이 너무 많이 나가는 경우는 체중을 지탱하기 위한 부담이 커서 관절 등에 상해를 입을 수 있으므로 적절한 체중을 유지하고 보조 운동*으로 다리의 근력을 키워 주는 것이 바람직하다.

보조운동

- 레그 익스텐션:기구의 의자에 앉아 다리를 구부린 상태에서 수평이 되도록 올리는 기구
- 스쿼트:어깨 위에 바벨을 얹고 앉았다 일어서는 운동
- 레그 프레스:앉은 자세에서 다리를 구부렸다 펴는 운동

남녀노소 누구나 즐길 수 있는 스포츠, 탁구

탁구는 남녀노소 구별 없이 즐길 수 있는 스포츠로, 집안이나 직장에 약간의 공간만 있다면 간단히 탁구대를 설치해서 할 수 있다. 또 운동 자체가 과격하지 않으면서도 운동량이 많고, 계절에 구애받지 않고 즐길 수 있다는 장점이 있다.

탁구를 하기 전에는 충분한 준비운동으로 무릎, 발목, 어깨, 손목 부위의 관절과 근육을 부드럽게 해야 운동으로 인한 손상을 예방할 수 있다.

탁구는 겉으로 보기에는 기술 위주의 운동 같지만 어느 운동 못지않게 체력 소모가 많아서 트레이닝에 의한 체력 단련이 필요한 운동이다. 특히 탁구에서 중요한 근육은 복근과 배근, 장딴지와 종아리 근육, 그리고 팔과 손목의 근육으로 웨이트트레이닝을 병행하면서 주 3~4회 정도 운동을 하도록 한다.

처음부터 시합 위주로 탁구를 하면 정확한 기본기와 폼을 배우기 어려우므로 초기에는 서브, 스매시, 리시브 등의 기본 기술 습득을 위주로 해야 한다. 중년의 직장인은 일과 후나 점심시간을 이용하여 매일 30분 정도 꾸준히 탁구를 하면 충분한 운동 효과를 얻을 수 있다.

복장에는 큰 구애를 받지 않아도 되지만 구두나 하이힐을 신으면 발목이나 무릎을 다치기 쉽고 동작이 부자연스러우므로 반드시 운동화를 신도록 한다.

순발력이 좋아지는 농구

농구는 특히 청소년들에게 가장 인기 있는 스포츠 종목 가운데 하나로 초보자에서부터 숙련된 사람에 이르기까지 누구나 게임을 즐길 수 있다.

다섯 명이 한 팀을 이뤄 경기를 하는 농구는 기본 기술로 슛, 패스, 드리블 등이 있으며 개인 기술보다는 팀의 조직력과 팀 전술이 승패에 중요한 역할을 한다. 따라서 개인의 심폐 지구력과 순발력이 향상되는 것은 물론 단결력과 책임 정신이 함양된다.

그러나 농구는 엄격한 규정이 있음에도 불구하고 신체적 접촉이 많아서 상해가 빈번하므로 부상 예방을 위해 충분한 준비운동을 해야 한다. 준비운동은 스트레칭 한 상태에서 15~30초간 유지해주는 정적인 스트레칭을 하도록 하며 무릎과 발목, 손목과 허리 등을 충분히 풀어주도록 한다. 평소에 웨이트트레이닝을 해서 손과 손목, 어깨, 다리, 발목의 근력을 강화시키면 부상을 방지하고 기량을 향상시키는 데 큰 도움을 줄 수 있다.

게임을 하는 경우는 간편한 운동복과 발목을 보호할 수 있는 농구화를 착용하는 것이 좋다. 또한 안경을 쓰고 경기를 하는 경우는 눈을 다칠 수 있으므로 콘택트렌즈를 착용하는 것이 바람직하다.

협응성을 발달시키는 축구

축구는 강인한 체력을 키울 수 있는 단체 경기의 하나로 동료들과의 경기를 통하여 바람직한 인간관계를 형성할 수 있도록 도와준다. 또한 하체의 근력이 강화되는 것은 물론 장시간 경기를 계속할 수 있는 심폐 지구력이 향상되고, 평소 잘 쓰지 않던 신체 부위를 사용해서 공을 다루기 때문에 신체의 협응성이 발달하는 데 도움을 준다.

축구 역시 농구와 마찬가지로 신체 접촉이 많고 부상의 위험이 매우 높은 운동이므로 부상 예방을 위해 충분한 준비운동을 해야 한다. 준비운동은 신체적, 정신적 준비로써 운동의 효과를 높여 주고, 축구를 하다가 발생할 수 있는 부상을 방지하는 데 중요한 역할을 한다. 준비운동 시간은 10~15분이 적당하며 추운 날이나 특별히 몸이 무겁다고 느껴지는 날에는 좀 더 충분하게 몸을 풀어주는 것이 좋다.

준비운동은 먼저 몸에 힘을 빼고 2~4회 가볍게 흔들어 준 뒤 목, 어깨, 팔, 손, 허리, 무릎, 다리, 발목의 순서로 스트레칭을 한다. 특히 무릎, 발목, 허리 등은 충분히 풀어주도록 하며 평소에 웨이트트레이닝을 해서 어깨, 다리, 발목의 근력을 강화시켜주면 부상은 방지하고 기량을 향상시키는 데 도움이 된다.

축구는 패스, 드리블, 킥과 같은 기본 기술을 습득하는 기초단계에서부터 경기에 임하는 조직적인 전술을 익히는 완숙단계까지 다양하게 운동할 수가 있다. 운동 복장은 가급적 축구화와 간편한 복장이 좋고, 경기를 할 때는 자신이 속한 팀의 전술을 잘 알고 나서 임해야 부상을 줄일 수 있다.

근력과 순발력을 길러주는 야구

야구는 조직력을 바탕으로 하는 단체 경기이기 때문에 단결심과 책임감을 배워 사회성을 함양하는 데 큰 도움이 될 수 있다. 또한 상체의 근력을 향상시켜주고 순발력노 좋게 해주는 운동이다.

야구는 던지기, 잡기, 달리기, 슬라이딩, 치기 등의 동작이 연속해서 이루어지므로 부상을 당할 위험이 높다. 따라서 본격적으로 운동을 시작하기에 앞서 반드시 몸을 풀어주어야 하는데, 본 운동을 위해서 하는 준비운동으로는 스트레칭이 있다. 스트레칭 한 상태에서 15~30초간 유지해주는 정적인 스트레칭을 통해 무룡과 발목, 어깨와 손목, 허리 등을 충분히 풀어준다.

　다른 운동과 마찬가지로 평소에 근력 증진을 위한 웨이트트레이닝을 꾸준히 해서 어깨, 다리, 발목의 근력을 강화시켜주면 부상을 미리 방지하고 기량을 향상시킬 수 있다. 또한 너무 기분에 들떠서 운동하지 말고, 가볍게 운동장을 돌면서 몸을 풀어주는 것도 좋다.

　경기를 하다 보면 투수 또는 야수가 던진 공에 맞거나 수비를 하다가 달리는

알·고·합·시·다
더위와 운동

더울 때는 운동 전에 2컵 정도의 물을 마시는 것이 좋다.

하지만 운동 중에 너무 많은 양의 물을 마시면 위를 팽창시켜 횡격막을 압박하기 때문에 호흡에 지장을 줄 수 있다. 그러므로 운동 중에도 물은 1잔 정도 마시는 것이 적당하다. 음료수를 마실 경우 당분은 2.5% 이하가 이상적이다. 당분이 너무 많으면 장이 그 당분을 모두 흡수할 수 없어 그만큼 장시간 동안 위에 남게 되므로 위경련이나 불쾌감을 줄 수 있다.

습도가 높은 날씨는 대기 중에 수분이 가득한 것이므로 땀이 대기 속으로 방출되기 어려워진다. 이렇게 습도가 높은 날은 운동 강도를 낮추거나, 간헐적으로 휴식 시간을 가지면서 운동을 해야 한다.

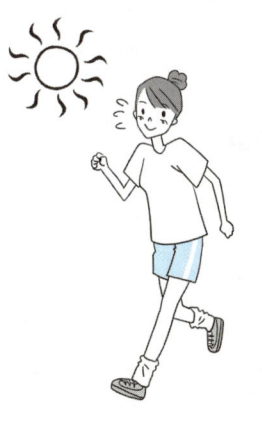

실외에서 운동을 할 때, 나이가 많은 분들은 땀으로 배출하는 작용이 약하기 때문에 체온을 낮추기가 어려워진다. 그러므로 더운 날씨에는 땀의 배출을 좋게 하기 위해서 흡수력이 좋은 속옷과 꼭 조이지 않는 헐렁한 옷을 입는 것이 좋다.

운동복은 광선을 반사할 수 있는 흰색과 통기성이 있는 결이 촘촘한 옷을 입는다. 또 운동 전에는 소변을 미리 보아 방광을 비우는 것이 좋다.

주자와 부딪쳐서 부상을 당하는 경우가 많다. 이처럼 타박상을 입은 경우에는 얼음이나 차가운 물로 열이 나는 부위를 식힌 뒤 부상이 악화되지 않도록 병원에 가야 한다.

야구를 하기 위해서는 야구복과 야구화, 헬멧, 배트, 글러브, 공, 그리고 포수들이 사용하는 마스크와 프로텍터, 미트 등의 장비가 필요하므로 포지션에 맞는 장비를 착용하여야 한다.

예절이 중요한 골프

골프는 각 홀별로 규정되어 있는 타수 이내에 볼을 홀컵에 집어넣는 것으로, 가장 적은 타수를 기록하는 사람이 이기는 게임이다. 골프는 18홀 플레이를 하는 동안에 8~10Km의 거리를 걷게 되는데, 잔디 위를 걷기 때문에 다리 관절 등에 부담을 주지 않고 걸을 수 있는 좋은 운동이다.

골프는 매 홀마다 처음에는 홀의 끝에 있는 구멍에 가까이 보내기 위해 나무로 된 채를 가지고 가급적 장타를 날려야 한다. 그 다음에는 홀 끝에 있는 잔디밭에 공을 올리기 위해 쇠로 만들어진 채로 거리를 적절히 조절해야 한다. 마지막으로 공이 잔디밭에 오르면 공과 구멍과의 거리는 십수 미터에 불과하기 때문에 퍼터라는 특수 재로 공을 굴려야 한다.

이런 여러 가지 점에서 골프는 힘과 머리와 고도의 정밀성을 필요로 하는 종합 스포츠라는 것을 알 수 있다. 힘만 가지고는 좋은 점수를 낼 수 없다. 좋은

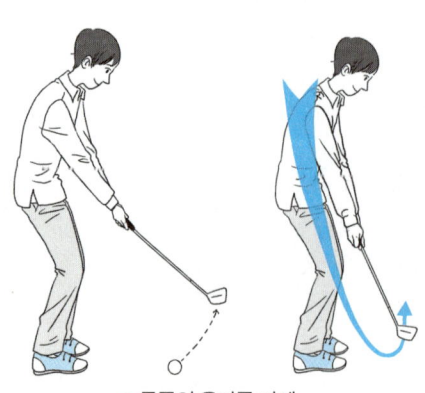
● 골프의 올바른 자세

점수를 얻기 위해서는 힘, 세기, 경험이 조화를 이루어야 한다.

골프의 올바른 자세는 무릎을 약간 굽히고, 등은 똑바로 피고, 팔은 자유롭게 움직일 수 있도록 해야 한다. 그런 다음 클럽 헤드가 지면에 살짝 닿을 때까지 허리를 굽힌다. 이 지점이 공의 위치가 된다.

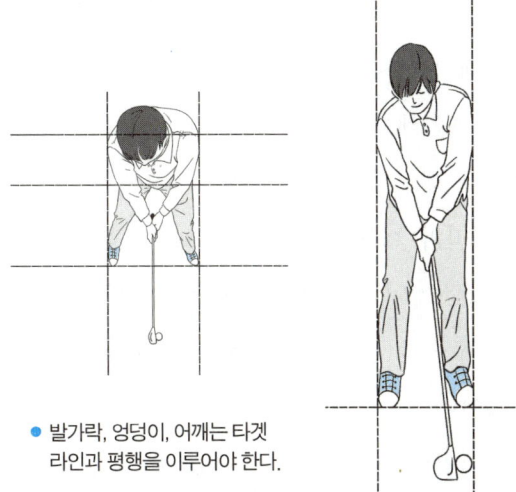

● 발가락, 엉덩이, 어깨는 타겟 라인과 평행을 이루어야 한다.

맑은 공기와 푸른 잔디가 있는 대자연의 한 가운데서 18홀을 돌고 나면 약 8Km 정도의 거리를 걸은 셈이 된다. 골프는 운동 중에서도 운동 강도가 낮아 고혈압이나 관상동맥● 질환과 같은 심장 질환이 있는 환자에게 걷기와 같은 운동 효과를 줄 수 있지만, 홀컵에 공을 넣기 위하여 퍼팅을 하는 경우는 과도한 스트레스를 줄 수 있으므로 되도록 삼가는 것이 바람직하다.

관상동맥

심장에 산소 공급을 주도하는 동맥으로서 앞쪽의 두 줄기와 뒤쪽을 순환하는 동맥으로 구성되어 있다.

골프는 규칙도 엄격하고 장비도 여러 가지가 있으며 복장도 중요시 여긴다. 또한 상대방을 배려하는 마음을 가져야 하며 자신의 감정을 제어할 줄 아는 마음이 필요한 경기로서, 다른 운동에서도 마찬가지지만 예절이 매우 중요한 경기라 할 수 있다.

노인에게 좋은 게이트볼

게이트볼은 노년층에서 주로 하는 운동이지만 최근에는 젊은이들의 참여도 많아지고 있는 추세이다. 게이트볼은 '지혜 겨루기' 또는 '머리의 스포츠'라고 할 정도로, 정확한 상황 판단과 '어떻게 게임을 펼칠 것인가' 하는 게임 추정 능력을 필요로 하는 전략 중심의 스포츠이다.

게이트볼은 대략 20m 정도 되는 정방형 구장에서 스틱으로 볼을 쳐서 게이트를 통과시키는 경기이다. 참가 인원은 각 팀당 5명에서 7명 정도이며 1게임은 30분의 시간제로 되어 있다. 또한 경기 규칙이 간단해서 실제로 경기를

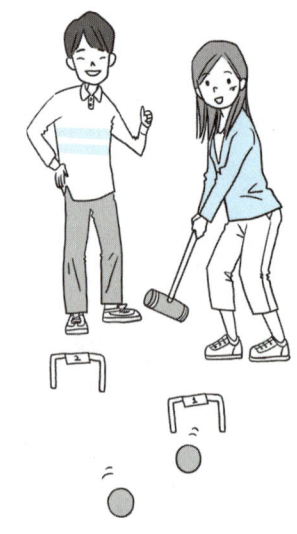

● 게이트볼은 운동 강도가 높지 않아 아이부터 노인까지 즐길 수 있는 가족 스포츠이다.

보고 몇 번만 해보면 누구나 쉽게 할 수 있다. 장소와 시설 면에서도 학교 운동장이나 큰 공터를 이용하면 되고 평평하지 않은 지면은 게임을 예측하기 어렵게 해 주므로 더욱 흥미를 일으킨다.

게이트볼은 노인들의 활동 부족을 보강해 주는 것은 물론 일반 스포츠와 비교했을 때 운동 강도가 높지 않아 부상의 위험이 적기 때문에 할아버지 할머니부터 손자까지 3대가 즐길 수 있는 가족 스포츠이기도 하다. 특히 게이트볼이 노인들에게 좋은 이유는 운동으로 인한 신체적 부담은 적지만 체력을 증진시켜 주며 질병을 예방하는 데 도움을 주기 때문이다.

그러나 더 많은 운동 효과를 얻기 위해서는 근력 운동과 유연성 운동을 해서 근력을 보강해주고 평형성을 향상시켜주는 것이 좋다. 근력 운동은 앉았다 일어서기, 무릎 구부려 버티기, 뒤꿈치 들어올리기, 팔굽혀펴기, 아령 들고 양팔 들어

올리기 등이 있고 유연성 운동으로는 윗몸 앞으로 굽히기, 무릎 구부리고 손 뒤로 짚은 상태에서 엉덩이 들기 등의 운동이 도움을 줄 수 있다.

게이트볼은 노인들이 여가를 즐기고 체력을 유지하는 데 효과적인 운동이라고 할 수 있다.

평형감각을 길러주는 볼링

볼링은 동그란 볼로 19m 정도의 일정한 거리에 세워져 있는 핀을 쓰러트리는 경기로 친구, 직장 동료, 가족들이 부담 없이 즐길 수 있어서 대중적인 인기를 모으고 있다.

볼링은 원시시대와 고대 이집트에서 그 기원을 찾을 수 있으며 중세에 들어 많은 발전을 한 것으로 알려져 있다. 볼링은 12세기 무렵 중세 귀족들 사이에서 잔디 위에 막대기를 박아 놓고 둥그런 볼을 굴려 막대기에 가장 가까이 닿게 한 사람이 이기는 게임에서 발전했다. 이 무렵 독일교회에서는 케게르라는 막대기를 악마로 간주하여 복도 구석에 세워 놓고 일정한 거리에서 둥근 물체를 굴려 넘어트리는 '케겔링 Kegling'이라는 종교적 의식이 성행했는데, 많이 넘어트리는 정도가 신앙의 잣대로 여겨지기도 했다. 그러다가 종교 개혁자 마틴 루터에 의해 경기장 규격 및 규칙이 어느 정도 틀이 잡히면서 현재의 볼링으로 발전하게 되었다.

다른 스포츠도 마찬가지겠지만, 특히 볼링은 평형성과 정확성에 의해 게임이 좌우된다고 말할 수 있다. 정확한 볼링은 어프로치 출발선에서 볼을 보낸 다음 볼의 방향을 주시하는 동안 몸의 균형감을 유지해야 볼을 보내려고 하는 방향으로 정확하게 보낼 수 있다. 그러므로 볼링에서는 협응력과 평형성이 중요하며 볼을 투구한 뒤에도 자세를 유지하기 위한 팔과 다리의 근력도 필요하다.

볼링 초보자에게 엄지손가락 부상, 무릎이나 허리 부상이 가장 많으며 다음으로는 중지, 약지 순으로 부상이 많다. 중·상급자에서는 손목, 무릎 부상 등이 많다. 볼링을 할 때 부정확한 투구법을 사용하면 손가락에 못이 박히거나 물집이 생기므로 지도자에게 상담하는 것이 좋다. 또한 아킬레스건의 염증이나 허리 부위에 통증이 있는 경우는 전문의의 진찰을 받도록 한다.

볼링은 남녀노소 누구나 즐길 수 있지만 아령, 덤벨, 벤치프레스 등의 근력 운동을 하여 운동으로 인한 손상을 줄이도록 해야 한다.

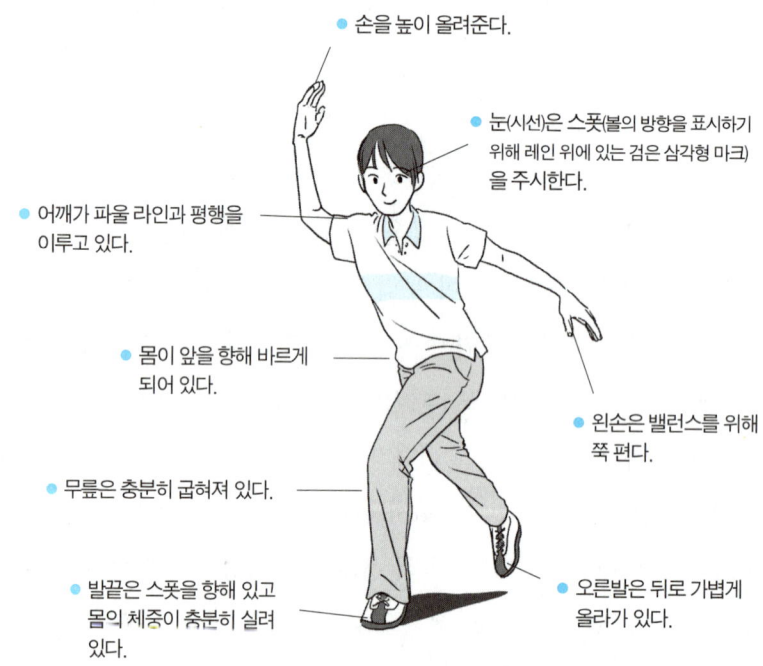

● 손을 높이 올려준다.

● 눈(시선)은 스폿(볼의 방향을 표시하기 위해 레인 위에 있는 검은 삼각형 마크)을 주시한다.

● 어깨가 파울 라인과 평행을 이루고 있다.

● 몸이 앞을 향해 바르게 되어 있다.

● 왼손은 밸런스를 위해 쭉 편다.

● 무릎은 충분히 굽혀져 있다.

● 발끝은 스폿을 향해 있고 몸의 체중이 충분히 실려 있다.

● 오른발은 뒤로 가볍게 올라가 있다.

볼링의 올바른 투구 자세

추위와 운동

우리 몸은 추운 겨울이 되면 피부 온도가 떨어지고 혈관이 수축되어 피부로부터의 열의 손실을 줄인다. 또 추위가 더욱 심해지면 계속 떨어지는 체온을 높이기 위하여 몸이 떨림으로써 부가적인 열을 받아 추위에 대해 적응하게 된다.

겨울철에는 건조하고 탁한 공기 때문에 호흡기 질환에 걸리기 쉬우므로 실내운동을 할때는 공기를 청결히 하고 일정한 습도를 유지하는 것이 좋다. 겨울철에 바람직한 실내 운동으로는 체조, 볼링, 라켓볼, 실내 수영 등이 있으며 실외 운동으로는 조깅, 줄넘기, 스케이트, 스키, 등산, 골프 등이 좋다. 그중 자신의 체력과 여건에 맞는 운동을 택하도록 한다.

운동을 하기 전에는 10분에서 20분 정도 반드시 준비운동을 철저히 해서 미리 체온을 올리고, 심장과 폐 기관의 운동에 대한 적응 능력을 높이도록 한다.

고혈압, 혹은 심장 질환이 있거나 나이가 많은 경우 갑자기 추운 공기에 노출되면 모세혈관이 수축되어 혈압이 상승하거나 심장에 부담을 느낄 수 있다. 그러므로 너무 이른 새벽 운동은 피하고 햇볕이 나는 오후 시간을 택하는 것이 좋다.

운동 복장은 되도록 얇은 옷을 여러 겹 껴입고 모자, 귀마개, 마스크, 장갑 등을 착용했다가 운동으로 몸이 더워졌을 경우는 벗도록 한다. 또한 운동 도중 쉬는 시간에 입을 수 있는 바람막이용 점퍼(윈드점퍼)를 준비한다.

동상에 걸리거나 체온이 떨어져서 의식을 잃을 수도 있으므로 주의해야 한다.

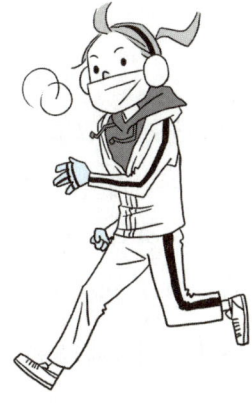

민첩성을 기를 수 있는 검도

검도는 폭 넓은 연령층에서 보편적으로 하는 운동으로서 무도의 전통을 소중히 여기며 전승하고 있는 종목이다.

검도는 400g에서 500g 이상의 죽도를 잡고 팔을 움직이며, 대략 10kg 정도 되는 호구를 착용하고 치고 찌르고 피하는 동작을 되풀이하기 때문에 팔과 전신의 근력이 필요하다. 또 죽도를 이용해 가까운 거리에서 상대의 머리 부분, 손목 부분, 허리 부분, 돌출 부분을 빠르고 정확하게 공격하고 방어하는 것을 반복하기 때문에 민첩한 동작을 기를 수 있다. 또한 검도는 상대방을 존중하고 예의를 중시하므로 올바른 사회성을 습득할 수 있으며 주의력, 결단력, 책임감, 자주성을 키워준다.

검도는 장비가 무겁고 죽도를 들고 하는 운동이므로 장비를 지탱할 수 있는 근력, 지구력, 민첩성 등을 향상시킬 수 있도록 역기나 턱걸이, 윗몸일으키기, 팔굽혀펴기 등을 해야 한다. 또한 마룻바닥에서 맨발로 주로 운동을 하기 때문에 발바닥이 단련되기도 전에 물집 등이 생길 수 있으므로 운동화의 착용이 필요하다.

스피드의 스포츠, 스키

스키는 인체가 다른 동력에 의존하지 않고도 스피드를 얻을 수 있는 특수한 스포츠의 하나로서 고대로부터 생활 수단의 일부로 발전되어 온 역사 깊은 겨울철 운동 종목이다. 또한 스키는 장비와 인체가 일체가 되어 눈 위를 활강하면서 갖가지 기량을 발휘하는 운동이므로 스키 장비와 신체와의 상호 관계는 매우 중요하다. 따라서 개인의 신체적 특성과 기량에 맞는 적합한 장비의 사용은 스키 운동에 있어서 가장 중요한 점이라 할 수 있다.

스키 플레이트의 길이는 다소 개인마다 차이가 있겠지만 자신의 키에 15cm를 추가하는 것이 일반적이며, 성인의 경우 스키 부츠는 발목의 높이가 25cm 전후 정도가 좋고 앞으로 구부려지는 각도는 10도 내외가 좋다.

바인딩의 경우는 스키 장비와 인체를 연결시켜주는 교량 역할을 하는 것이므로 불필요한 외력이 작용할 경우는 스키판을 자동적으로 분리시켜 외상으로부터 신체를 보호할 수 있어야 한다. 바인딩 결함으로 스키화와 스키가 이탈되지 않을 경우 발목을 다칠 확률은 50% 이상이나 된다.

따라서 스키로 인한 부상을 예방하기 위해서는 스키 플레이트, 스키 부츠, 바인딩 등을 선택하는 데 있어서 개인의 신체적 능력 및 기량에 맞는 적합한 장비를 사용하도록 신중을 기해야 한다. 이에 대한 충분한 지식이 없을 경우는 전문가에게 자문을 구하는 것이 스키 때문에 생길 수 있는 부상을 예방하고 운동의 효과를 높일 수 있는 방법이다.

유연성이 필요한 태권도

태권도는 우리나라에서 약 2,000년 전부터 독자적으로 발전되어 온 무도로 2000년 시드니 올림픽부터 종목으로 채택된 국제적인 스포츠이기도 하다. 태권도는 이제 더 이상 동쪽의 작은 나라, 한국만의 스포츠가 아니며 142개국의 4천만 명이 회원으로 가입한 세계에 널리 알려진 스포츠 중의 하나가 되었다.

태권도는 예의를 중시하는 무도로 순발력, 협응력, 민첩성, 유연성 등이 좋아지므로 운동을 계속하면 체력을 향상시킬 수 있다.

태권도의 주요 특징은 상대를 물리치기 위해 맨주먹과 발을 사용하는 자유 대련 스포츠라는 점이다. 태권도는 손, 발 그리고 전신을 움직여 몸의 힘을 기술과 접목시켜 보다 더 강한 신체를 만들어준다는 장점이 있다. 또한 심신수련을 통해 다른 사람의 공격으로부터 자기 몸을 방어하면서 대련하는 스포츠로서 잘못하면 타박상이나 골절 등의 부상을 입을 수 있으므로 시작하기 전에 준비운동을 충분히 해야 한다.

운동 중 공격과 방어 시 무리한 충격이 가해지거나 유연성이 부족하여 중심을 잘 잡지 못할 때 타박상, 수근 염좌손목이 빠는 것, 발목과 발가락의 염좌, 요통, 무릎 통증 등의 부상이 많이 발생한다. 태권도에는 순간 동작이 많아서 염좌 현상이 많이 일어나며, 부상이 회복되기 전에 다시 부상을 당하게 되면 근육의 통증 정도가 커져 근육 기능이 약해진다. 그러므로 염좌가 발생했을 때는 얼음찜질을 하고 부상 부위가 다 나을 때까지 충분한 안정을 취하는 것이 좋다.

청소년에게 좋은 유도

유도는 예(禮)에서 시작하여 예로 끝난다고 한다.

유도를 하려면 강한 근력을 가지고 있으면서도 몸이 부드럽고 유연해야 한다. 유도는 메치기, 굳히기, 꺾기, 조르기 등의 다양한 기술이 있는데 이런 기술들을 연마하기 위해서는 많은 노력이 필요하다.

일반적으로 일상생활에 필요한 운동 강도는 자신의 최대 운동 능력의 40% 정도 수준이면 되지만 유도를 하기 위해서는 최대 운동 능력의 80~100% 정도의 신체 능력이 필요하다. 그만큼 유도는 높은 신체 능력과 인내심을 요구하는 운동이다.

유도는 운동 강도가 강하기 때문에 체력을 눈에 띄게 향상시킬 수 있으며 일상생활의 정신적, 환경적 부담도 잘 극복할 수 있도록 하므로 체력이 저하되어 있거나 학업에 집중해야 하는 청소년들에게 체력을 향상시켜 인내심을 키우며 스트레스를 해소시킬 수 있는 매우 효과적인 운동이다. 또한 운동을 함으로써 피로를 느끼지 않으며, 예를 존중하는 법을 익혀 사회생활을 잘 할 수 있게 한다.

역도를 하면 키가 안 자랄까?

신체는 뼈, 근육, 관절, 인대 등 모든 부위에 가해지는 무게를 지탱할 수 있을 때 뼛속에 칼슘이 쌓이게 돼서 뼈의 밀도가 증가하고 강도도 강해질 수 있다. 하지만 사춘기 이전의 어린이나 청소년의 경우 자신의 체중보다 무거운 무게를 들거나 밀게 되면 과도한 무게 때문에 뼈의 성장을 촉진시키는 성장판(뼈의 성장을 가능하게 하는 판)의 연골이 눌려서 정상적인 성장을 할 수 없게 되어 키가 제대로 자라지 못하게 된다. 때문에 많은 사람들이 역도를 하면 키가 자라지 않는다고 생각하지만, 과학적인 운동 방법은 뼈를 튼튼하게 하고 성장을 촉진하므로 다음과 같은 방법으로 행해야 한다.

어린이의 근력을 증진시키는 운동 방법

7세 이하

가벼운 모래주머니를 발목이나 손목에 차고 달리기를 하거나, 일정한 무게의 자극을 주거나, 신축성 있는 튜브를 이용해 윗몸일으키기를 한다. 이러한 동작을 통해 근력을 키우는 방법을 칼리스테닉스 운동이라고 한다. 칼리스테닉스 운동은 아령이나 고무밴드 등의 소도구를 이용하여 근력을 강하게 하는 운동 방법으로, 무리하지 않게 저항을 주면서 운동량이 적어 어린이들의 신체 발달에 효과가 있다.

8~10세

칼리스테닉스 운동 횟수를 점차 늘리며 모래주머니와 고무밴드의 강도도 점점 증가시키고 철봉에 매달려 몸을 흔드는 운동을 하면, 척추가 바르게 정렬되어 키의 성장을 도와주고 상체 근력이 향상되므로 피로를 느끼지 않고 오랜 시간 공부를 할 수 있다.

11~13세

팔굽혀펴기와 윗몸일으키기, 앉았다 일어서기를 규칙적으로 한다. 또한 이 시기에는 200g에서 500g 정도의 아령을 이용하여 기본적이고 정확한 운동 동작과 기술을 익혀서 관절의 손상을 예방해야 한다.

14~15세

이 시기에는 근력 증진 기구를 이용하여 신체 발달에 필요한 정확한 기술과 자세를 배운다. 또한 1kg 정도의 가죽으로 된 메디슨 볼(겉은 가죽으로 되어 있으며 내부에 여러 물질을 집어넣어 500g, 1kg, 3kg 무게로 구성된 공)이나 기구를 이용한 저항 운동을 권할 수 있다. 사춘기 이전에 하는 이런 저항 운동은 근력과 뼈의 성장을 돕고 근육을 지배하는 신경도 발달시킨다. 또한 어떤 운동이라도 잘 해낼 수 있는 능력을 기르는 데 많은 도움을 준다.

유의할 점은 사춘기 이후의 저항 운동은 키의 성장과는 무관하지만 뼈를 만들고 근력을 증진하는 데에는 많은 효과가 있다는 사실이다.

기구를 이용한 웨이트트레이닝

웨이트트레이닝은 평소에 사용하지 않았던 근육섬유에까지 강한 자극을 주어 근육을 크고 두껍게 만들고, 그로 인해 근력을 향상시킨다.

근력을 강하게 하기 위해서는 근육에 자극을 주어서 근육을 수축시키는 훈련이 필요하다. 그러나 그 자극량이 항상 일정하면 근육은 발달하지 않는다. 따라서 근육이 발달하는 데 필요한 만큼 최대한 수축을 계속해서 근육에 자극을 줄 수 있어야 한다. 근력을 증가시키기 위해서는 바벨, 역기, 홈 짐가정에서 할 수 있는 근력 증진 기구 같은 기구 운동을 이용하거나 평행봉, 철봉 등을 하는 것이 좋다.

일반적으로 근력 증진 운동을 할 때는 최대 근력의 70% 정도의 무게를 선택하는 것이 좋다. 조보사는 최대 근력의 50~60% 정도의 무게, 선수는 최대 근력의 80~100% 정도의 무게를 반복해서 드는 것이 좋다. 여기서 최대 근력이란 '자신이 한 번 밖에 들 수 없는 최대 무게'로서 1RMRepetition Maximum이라고 부른다. 예를 들면 10RM의 경우는 자신이 최대로 10회 들 수 있는 무게를 말한다.

근지구력을 향상시키기 위해서는 1세트당 20~30회 정도는 해야 하고, 근력과 근지구력을 동시에 발달시키고 싶다면 10~15회 정도가 알맞다.

훈련된 근육이라도 운동을 계속 하지 않으면 근력이 떨어지기 때문에 규칙적이고 꾸준히 하는 것이 바람직하다. 운동 빈도는 1주일에 3회 정도가 가장 좋다.

우리 민족 고유의 심신 수련법인 국선도

국선도는 개인의 체험이나 사상에 의하여 만들어진 것이 아니라 예로부터 내려온 우리 민족 고유의 심신 수련법이다. 고조선 시대와 삼국 시대에는 인재 양성을 위한 운동 방법으로 행해졌으며 1967년 청산선사가 수련법을 체계화하였다. 지금은 '단전호흡' 또는 '기'라는 명칭으로도 불리고 있다.

국선도는 현대인의 운동 부족으로 인한 질병을 예방하고 일상생활의 일부로 행할 수 있는 명상과 운동을 체계적으로 할 수 있는 수련 방법으로, 육체적인 건강뿐만이 아니라 정신 건강을 증진시켜서 삶의 질을 향상시킬 수 있는 수련법이라 할 수 있다.

국선도를 수련하는 방법으로는 선도를 비롯한 밝도와 현묘지도, 풍류도, 화랑도 등이 있으며 체력을 향상시키기 위한 방법으로 수련 단계에 따라 정각도를 비롯한 통기법과 선도법 등의 차원 높은 단계가 있다.

국선도는 운동 중에 잔잔하고도 마음의 안정을 줄 수 있는 음악을 들으며 깊은 호흡을 통한 명상을 할 수 있으므로 스트레스 해소에 도움을 주며, 체력을 증진시켜 질병을 예방하고 건강을 유지 증진하는 효과가 있다.

순수한 내면 의식 증진을 위한 명상

명상은 힌두교나 불교, 도교 등 동양 종교에서 주로 도덕과 윤리에 대한 가르침을 지키며 건강을 증진하는 방법이다.

명상은 마음을 집중시키는 다라나 단계와 마음이 고요해지고 순수하고 맑아지고 정화되는 디야나 단계, 정신이 최고로 집중되어 자신의 의식은 사라지고 우주와 교감되는 무아지경의 사마디 단계로 구성되어 있다.

명상은 눈을 감고 행하므로 호흡이 매우 중요하다. 일반적으로 호흡은 흉곽 내의 내·외늑간근의 발달이 중요하므로 호흡의 운동 능력을 향상시키기 위해서는 팔굽혀펴기나 철봉 매달리기, 노젓기 등의 운동을 병행하는 것이 좋다.

또한 호흡의 중요한 기관인 횡격막은 폐와 심장 기관과 소장, 대장 기관을 분리하는 막으로 운동을 통해 기능을 향상시킬 수 있다. 어린이의 횡격막은 부드럽고 탄력성이 좋아서 상하의 움직임이 약 5~7cm 정도가 되지만, 고령이 되면 움직임이 3cm 정도로 적어지게 되어 그만큼 폐용적이 줄어들게 된다. 이를 위해서는 조용한 곳에서 최대로 들이쉬고 내쉬는 동작을 반복하여 횡격막의 수축과 이완 능력을 향상시키는 것이 중요하다.

지속적인 명상은 흡입을 길게 함으로써 오래 참을 수 있는 능력을 향상시켜서 횡격막의 운동을 도와주고 폐포의 확장을 도와 산소 섭취 능력을 높인다. 이로써 신체적 안정과 휴식을 주고 마음의 안정과 평화를 가져오며, 또한 고령으로 인하여 인체의 기능이 약화되더라도 노화 증상을 지연시킬 수 있다.

오랜 전통의 건강 증진을 위한 요가

요가는 인더스 문명 기원전 6000~7000년으로부터 유래된 운동으로 자신의 도덕적 자아 절제와 육체적 절제, 제감법과 최상급 과정인 종제로 구성된다.

도덕적 자아 절제는 식습관이나 사고 등의 절제를 통하여 탐욕을 버리고 마음의 평안과 도덕적으로 건전한 상태를 지니도록 하는 초기 단계의 수련 과정이다.

고혈압이나 고지혈증이 있는 환우의 경우는 음식량을 줄이거나 금식을 하며 주로 채식을 섭취해야 혈액의 흐름이 원활해지므로 음식의 조절이 무엇보다 중요하다.

육체적 절제는 우리의 신체를 강화하고 균형을 이루기 위한 방법으로 교정 체조, 태양 예배 체조 등이 있다. 운동 순서는 준비운동, 본 운동, 정리운동, 휴식으로 진행되며 기본자세는 결가부좌이다. 결가부좌는 호흡을 바르게 하고 마음을 집중하여 몸과 마음을 절제할 수 있는 편안한 자세이다.

요가의 호흡법은 흡입을 길게 함으로써 오래 참을 수 있는 능력을 향상시켜 횡격막의 운동을 도와주고 폐포의 확장을 도와 산소 섭취 능력을 높인다. 초보자의 경우는 조용히 눈을 감고 호흡을 하지만 점차 익숙해지면 눈을 반쯤 뜨고 촛불이나 코끝, 양 미간이 위치하는 부위를 응시하면서 호흡할 수 있으며 좌우측 비공을 교대로 이용하여 환기 능력을 향상시킬 수 있다. 환기 능력의 향상은 뇌에 산소의 공급을 도와 위장, 간장, 신장, 대장과 소장을 자극하여 여러 질병을 예방하거나 기능을 회복시키는 효과가 있다.

요가의 최상급인 종제는 어떤 소리나 신체의 특정 부위에 마음을 결부시킬 수 있는 능력을 배양하기 위한 단계로서 정신을 집중하여 각 기관의 장기에 긴장을 극대화시키는 수행법이라 할 수 있다.

요가는 윤리적으로나 도덕적으로 수련 과정을 통해서 몸과 마음을 올바르게 하고 체력을 향상시켜 일상생활을 보다 건강하게 유지할 수 있는 있게 하는 운동이다.

전신 근력을 위한 필라테스

필라테스는 1920년대 독일의 조셉 필라테스1880~1967가 좁은 공간에서 자신의 체력 향상을 위하여 고안한 운동이다.

필라테스는 요가 매트와 엑서사이즈 볼, 요가 매트, 폼 롤러, 세라 밴드 등의 소도구를 이용하여 근력과 지구력, 유연성을 증진시키는 운동이라 할 수 있다. 또한 체력을 향상시켜 부상이 잦은 운동선수의 상해를 예방하며, 임산부 또한 알맞은 운동 방법을 적용하여 출산을 도와주고, 발레나 현대무용을 하는 무용수의 동작에 아름다움을 더욱 극대화시킨다.

필라테스 운동은 점프나 달리는 동작이 없으므로 손상이 적은 것이 특징이다. 일반적인 동작으로는 스트레칭, 스윙, 팔로 원 만들기, 팔굽혀펴기. 몸통 돌리기, 다리 들고 돌리기, 100회 호흡하기, 허리 비틀기, 누워서 허리 들기, 뒤로 구르기, 마사이 신발 신고 걷기, 폼 롤러를 벽에 대고 앉았다 일어서기 등이 있다.

필라테스는 앉아서 숨쉬기, 서서 숨쉬기, 누워서 숨쉬기 등의 호흡법을 행하여 숨을 깊이 들이 쉬고 내쉼으로 폐활량을 증가시킬 수 있다. 또한 신체 각 부위의 운동 범위를 정확히 하여 올바른 자세를 유지할 수 있도록 하며, 척추의 안정성과 관절의 가동 범위를 향상시켜 손상을 예방하고 주동근과 길항근의 균형을 이루어 관절 부위의 안정성을 유지하는 데 도움을 줄 수 있다.

필라테스 운동은 초보자에게는 매트에서 운동이 이루어지므로 근력이 낮은 경우도 쉽게 운동 방법을 습득할 수 있고, 상급자의 경우는 기구를 이용하여 운동을 하게 되므로 자신의 운동 능력에 따라 체력을 향상시킬 수 있는 운동이라 할 수 있다.

힘이 세다는 것은?

우리는 종종 힘없이 피로에 지친 얼굴을 할 때가 있다. 힘이란 근육의 단면적에 비례하기 때문에 근육의 양이 많은 경우는 피로를 덜 느끼게 된다. 근육에는 혈관이 잘 발달되어 있어 그만큼 순환 능력이 뛰어나기 때문이다.

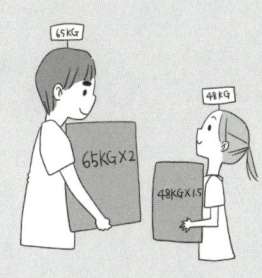

보통 근력 중 배근력은 허리의 힘을 나타내지만 신체의 전반적인 힘을 나타내기도 한다. 성인 남성의 경우는 체중의 2배 정도면 매우 뛰어난 근력이며, 여성의 경우는 체중의 1.5배 정도면 좋은 근력이라고 할 수 있다.

씨름 선수들의 경우를 보면 보통 체중이 120kg 정도 나가는 경우 허리 힘은 240~280kg 정도이다. 쌀 3가마니에서 3가마니 반 정도의 무게이다. 씨름 선수들이 시합을 할 때, 서로 샅바를 잡고 허리의 힘을 다하여 상대를 들거나 밀 때 쌀 서너 가마가 왔다갔다 또는 들리는 것과 같으니 그들의 힘은 상상만 해도 대단하다. 경기장에서 응원을 하면서 그들의 힘을 상상하며 관전하는 것은 매우 즐거운 일이다. 만일 우리가 씨름 선수들과 한판 겨룬다면 우리의 허리는 어떻게 될까?

Part

3

성인병
환자를 위한
운동

1
운동은
생활의 일부이다

　현대사회는 육체적으로 힘든 활동의 대부분을 기계가 대신해주고 있다. 또 걷기보다는 차를 타는 것을 선호하고, 하루의 대부분을 의자에 앉아서 일을 하므로 신체 기능은 점점 저하되고, 운동 부족으로 인하여 성인병에 시달리게 된다.

　성인병은 어떤 특정한 병원체가 원인이라기보다는 개인의 잘못된 생활 습관 때문에 생기는 경우가 많다. 따라서 건강을 지키기 위해서는 평소에 건강검진 등을 통해 자신의 성인병 위험 요인들이 어떤 것인지를 찾아내서 이를 개선하고 건강한 생활 습관을 가질 수 있도록 해야 한다. 특히 균형 잡힌 식사, 규칙적인 운동, 금연, 절주, 체중 조절 등이 중요하다.

　운동은 질병을 가지고 있는 환자들에게 삶의 질을 향상시켜 주는 것은 물론 일할 수 있는 능력을 높여주고, 즐거운 시간도 제공해 준다. 뿐만 아니라 질병으로 신체 기능이 약해지는 것을 막아주고 환자들이 빨리 회복해서 정상적인 사회생활로 돌아가는 데 도움을 준다.

　그러나 운동이 건강에 좋다고 아무런 계획 없이 무조건 한다면 오히려 건강을 해칠 수가 있다. 또한 질환이 있는 사람들에게는 좀 더 세심한 주의가 필요하므로 각 질환에 따른 정확한 운동 방법으로 운동을 해야만 한다.

　운동을 꾸준히 하다가 결혼 후에 운동과 멀어진 경우는 부부가 서로를 격려하면서 운동에 관심을 가져야 한다. '나이가 들어서 이제 할 수 없다.'는 생각을 갖지 말고 예전에 운동을 규칙적으로 해서 건강했던 때의 기분으로 돌아가, 잘할 수 있다는 자신감을 가지고 다시 운동을 생활화하는 것이 중요하다. 또한 일정 기간 운동을 하면 일시적인 체중 감량 효과밖에는 없으므로 '운동은 생활의 일부'라는 마음가짐으로 꾸준히 계속해서 해야 한다.

비만한 사람에게
좋은 운동

성인 비만

현대인들에게 많은 비만은 모든 병의 근원이라고 해도 과언이 아니다. 나이가 들어가면서 자칫 건강관리를 소홀히 하면 배와 둔부에 살이 찌고 체중이 늘기 쉬운데, 이것은 근육이 위축되고 지방이 축적되기 때문이다. 이와 같이 피하에 지방이 쌓이면서 체중이 늘어나게 되는 현상을 비만이라고 한다.

비만에는 음식에서 섭취한 열량이 너무 많아서 지방 조직이 체내에 과도하게 축적된 상태인 '대사성 비만'과 호르몬의 이상 때문에 나타나는 '내분비성 비만'이 있다.

이상 체중을 구하는 공식으로 널리 알려진 브로카 지수법에 따르면, 자신의 키에서 100을 뺀 값에 0.9를 곱하여 나온 체중의 10% 내외를 이상적인 체중이라 하고 120% 이상을 비만이라 한다. 또한 피하지방의 두께를 측정하

이상 체중

성인 남성의 경우 체지방량이 16~19%일 때, 성인 여성의 경우는 체지방량이 23~27일 때의 체중

여 자신이 비만인지 아닌지를 알려면 상완 삼두근 상완의 뒤쪽에 있는 큰 근육. 주로 팔꿈치를 펴는 작용을 한다. 이나 복부, 그리고 대퇴부 앞쪽의 피부를 두 손가락으로 집어 보아 어느 한 곳이라도 피부 두께가 약 3cm 이상이 되면 비만라고 볼 수 있으므로 이때에는 체중 감량이 필요하다 125쪽 참고.

비만인 사람은 근력이 떨어져 있어 쉽게 피로를 느끼게 되며, 운동 능력이 매우 낮은 경우가 많다. 따라서 식사를 조절하고, 운동을 하고, 생활 습관을 개선하여 자신에게 알맞은 체중을 유지해야 한다.

브로카 지수법을 이용한 표준체중 공식 : {(신장_{cm}-100)×0.9} = 표준체중

비만을 줄이는 운동 방법

운동은 주로 지방을 에너지원으로 사용하기 때문에, 운동을 하면 체내에 쌓인 지방은 감소하고 근육은 발달한다. 그리고 근육 속의 모세혈관에 혈액 공급을 증가시켜서 잠을 자거나 안정을 취하고 있는 상태에서도 대사율을 높여 열량의 소비를 증가시키므로 비만을 줄일 수 있다. 따라서 운동은 고혈압, 동맥경화, 당뇨병 등 비만과 관련된 여러 질병에 효과가 있다.

준비운동(5~10분)

준비운동은 본 운동을 하기 전에 5~10분 정도 하는데, 개인의 체력에 따라 지속 시간이나 횟수를 늘려나간다. 준비운동은 신체의 균형을 유지시키고, 관절을 보호하며, 유연성을 증진시켜서 운동을 하다가 일어날 수 있는 부상을 예방할 수 있게 한다.

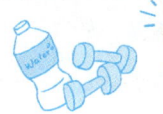

❶ 발뒤꿈치 들기

편안한 상태로 서서 발뒤꿈치를 들어 올려 잠시 멈췄다가 자연스럽게 내린다. (1단계 5초 5회 / 2단계 5초 8회 / 3단계 5초 10회)

❷ 비틀기

다리를 앞뒤로 벌린 뒤, 뒷발을 앞으로 들어 올리고 상반신을 비틀어 발끝으로 서도록 한다. (1단계 3초 3회 / 2단계 5초 5회 / 3단계 7초 10회)

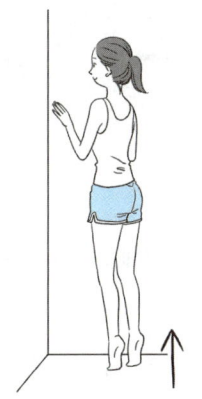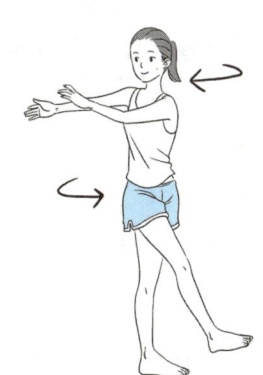

❸ 허리 재기

팔을 어깨 넓이로 벌려 수건의 양쪽을 잡은 뒤 몸을 가능한 만큼 뒤로 젖히고, 다시 앞으로 몸을 굽혀 힘을 뺀다. (1단계 5초 5회 / 2단계 8초 8회 / 3단계 10초 10회)

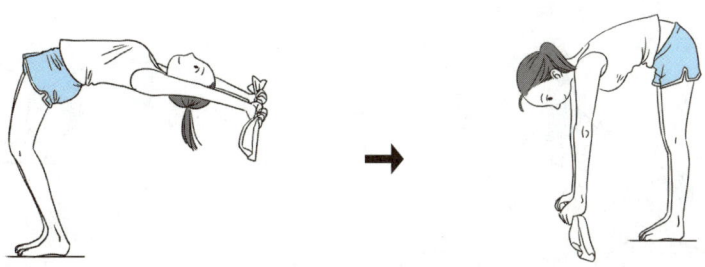

❹ 팔굽혀펴고 일어나기

바로 섰다가 몸을 구부리고 다리를 뻗어 팔굽혀펴기 자세를 한다. 다시 몸을 굽힌 뒤 바로 일어선다. (1단계 4초 4회 / 2단계 6초 6회 / 3단계 10초 8회)

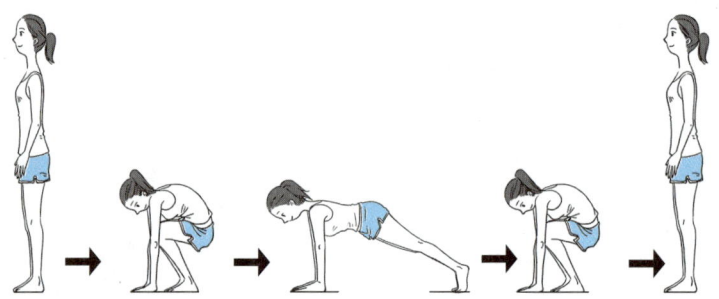

❺ 엎드려 허리 들기

자연스럽게 엎드려 팔꿈치를 바닥에 대고 허리를 쭉 편 뒤에 허리를 최대한 높여 유지한다. (1단계 3초 3회 / 2단계 5초 5회 / 3단계 7초 7회)

❻ 바로 누워 허리 들기

누운 자세에서 발끝과 어깨를 댄 뒤 허리를 높이 들어 유지한다. (1단계 8초 5회 / 2단계 8초 8회 / 3단계 8초 10회)

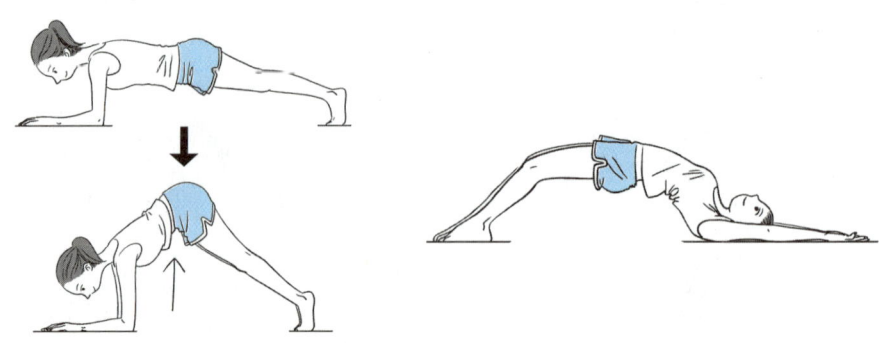

❼ 양발 들어 좌우 흔들기

누운 자세에서 될 수 있는 한 다리를 수직으로 세워 마루에 닿지 않도록 하고 좌, 우 동작을 실시한다. (1단계 4초 4회 / 2단계 6초 6회 / 3단계 8초 8회)

❽ 엉덩이로 걸어가기

팔을 앞뒤로 흔들면서 엉덩이를 이용해 앞과 뒤로 진행한다. 처음에는 앞으로, 나중에는 뒤로 걸어간다. (1단계 4초 8회 / 2단계 4초 10회 / 3단계 4초 12회)

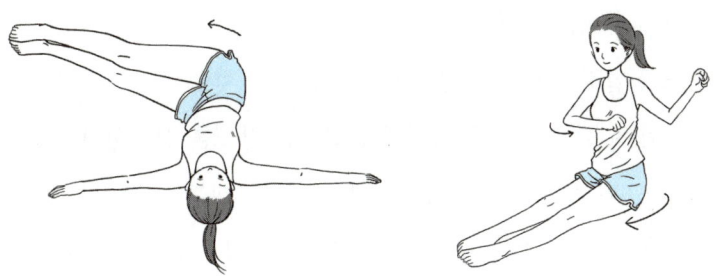

❾ 점프

줄넘기 때의 동작으로 양발을 지면에서 10cm 정도 높이로 뛴다. (1단계 5초 10회 / 2단계 10초 20회 / 3단계 15초 30회)

❿ 무릎 굽혀 펴기

앉아서 다리를 쭉 편 상태를 유지한 후, 무릎을 굽힌 자세를 유지하는 동작을 반복한다. (1단계 4초 4회 / 2단계 6초 6회 / 3단계 8초 8회

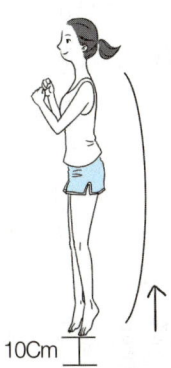

10Cm

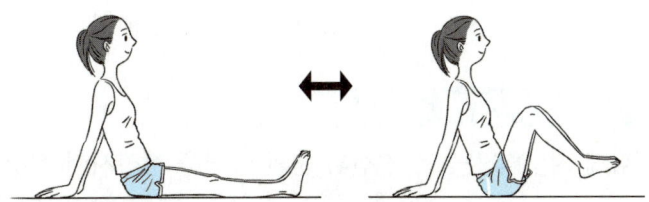

근력 운동은 근력을 증진시켜 피로를 줄일 수 있는 것은 물론 신체가 균형을 유지할 수 있도록 도와준다. 또한 심리적인 성취감도 갖게 하고 운동 능력도 향상시킬 수 있다.

근력 운동을 할 때에는 다리 부위, 가슴 부위, 허리 부위 순서로 한다. 가슴 부위부터 운동을 하게 되면 근육의 굵기가 하지보다 작아서 운동 시 저항 능력이 작고 심장에 부담을 주게 된다. 따라서 하지 부위부터 운동을 해야 한다. 체력이 저하된 사람은 무리해서 무거운 무게를 이용하기보다는 가벼운 무게로 동작을 크고 정확하게 하여 많은 횟수를 실시한다.

운동 강도의 설정 방법은 자신의 1회 최대 반복 횟수1RM: 자신이 한 번에 들 수 있는 최대 무게를 측정한 뒤, 이를 기준으로 자기에게 알맞은 강도를 결정한다.

상체운동은 1회 최대 반복 횟수의 절반 정도 무게를 10~12회 정도씩 3번 반복한다. 예를 들어 한 번에 들 수 있는 최대 무게가 100kg이라면 1/2인 50kg의 무게를 10~12회씩 3세트 실시하는 것이다.

그리고 다리운동은 1회 최대 반복 횟수의 3분의 2의 무게로 10~12회를 3번 반복한다. 예를 들어 한 번에 들 수 있는 최대 무게가 120kg이라면 2/3인 80kg으로 10~12회씩 3세트 실시하는 것이다.

허리운동은 할 수 있는 윗몸일으키기 최대 횟수를 3으로 나눈 뒤 2를 더한 숫자를 3번 반복한다. 예를 들어 최대 반복 횟수가 30회라면 12번30÷3+2씩을 3세트 실시하는 것이다.

심폐 지구력 운동은 전신의 순환 능력을 향상시켜 심장병 예방 및 치료, 체중 조절, 전신 지구력 운동 능력을 증진하는 데 도움을 준다.

걷기

걷기는 걷는 거리와 시간이 많아짐에 따라 지방이 많이 연소돼 체중을 조절해 준다. 또 운동을 할 때 심장에 무리를 주지 않는다는 최대 장점을 가지고 있다.

걷기는 양 발바닥 중 한쪽 발바닥이 반드시 지면에 닿아 있어야 한다. 즉, 양쪽 발이 동시에 지면을 벗어나면 달리기가 되는 것이다. 발바닥의 무게 중심은 양 발 바깥쪽에 있으므로 발걸음은 대체로 발 바깥쪽으로 기울어지는 경우가 많다. 따라서 걸을 때는 발뒤꿈치를 먼저 딛고 발바닥, 엄지발가락 순서로 걷는 것이 좋다. 이때 유의할 점은 발뒤꿈치의 충격을 흡수하기 위해서 자기 발에 알맞은 운동화를 선택해야 한다는 것이다.

걷는 속도는 초보자의 경우 100m를 65초 정도, 중급자는 60초 정도, 상급자는 50초 정도로 걷는 것이 좋다.

조깅

조깅은 걷기를 해서 운동에 적응할 수 있는 능력이 향상된 경우에 하는 것이 좋다. 조깅은 운동 방법이 편리하며, 속도를 쉽게 조절할 수 있고, 짧은 기간에도 운동 효과가 크게 나타난다.

조깅을 할 때는 반드시 조깅화를 신어서 발이 충격을 받지 않도록 해야 한다. 적당한 조깅의 속도는 1.6km를 8~9분에 달리는 정도로, 옆 사람과 대화가 가능하고 주변의 간판 글자를 읽을 수 있는 정도가 좋다. 초보자의 경우는 100m를 50초 정도, 중급자는 45초, 상급자는 40초 정도로 뛰는 것이 좋다.

1주일 동안의 총 운동거리는 16~24km 정도가 적당하며 너무 조깅을 많이 해서 관절에 무리가 가지 않도록 주의한다.

고정식 자전거

고정식 자전거는 자전거의 안장에 앉아서 운동을 하기 때문에 상체의 무게가 다리에 전달되지 않아 관절에 무리가 가지 않는 운동이며, 다리의 근력뿐만 아니라 심폐 지구력을 향상시키는 데 도움을 줄 수 있다. 또한 추운 겨울이나 더운 여름에도 날씨와 상관없이 집안에서 텔레비전을 보거나 음악을 듣거나, 신문을 보면서 운동을 할 수 있는 장점이 있다. 그리고 운동에 대한 부담 없이 자신의 운동 목표량을 쉽게 달성할 수 있는 운동 방법이다.

고정식 자전거를 탈 때에는 안장에 앉은 상태에서 무릎이 자연스럽게 펴지도록 해서 페달을 밟을 때 편안한 기분이 들도록 안장을 조절한다. 또한 핸들은 편안한 기분으로 잡도록 하며 이때 손에 너무 힘을 주지 않도록 한다.

일반적으로 성인의 고정식 자전거는 한 바퀴를 회전하면 6m를 갈 수 있다. 또한 자전거 벨트에는 2kg의 추가 달려 있어서 바퀴가 돌아가면 저항을 주게 되는데 이를 저항_{kp}이라 한다. 따라서 바퀴를 돌릴 때의 저항은 '분당 바퀴 회전수_{rpm} ×저항'이므로, 분당 50회전을 하면서 1kp의 저항을 주면 50w가 된다. 또한 저항을 증가시켜 2kp에 놓고 분당 50회전을 하게 되면 100w가 된다.

운동의 강도는 성인 남성의 경우 보통 50w_{50rpm×1KP} 정도에서 시작하고 여성은 20w_{40rpm×0.5KP}의 강도로 운동을 시작한다. 운동 시간은 25분부터 40분 정도가 적당하며 15분 이상은 지속해야 한다.

수영

수영은 신체의 일부분에 국한되지 않고 전신에 골고루 힘이 가해지므로 전신의 균형과 심폐 지구력을 발달시키는 데 적합한 운동이다. 그러나 수영을 오랫동안 하게 되면 상체는 발달하지만 다리의 근육량은 줄어들어 무릎 관절에 무리가 갈 수 있다. 따라서 수영과 함께 걷기, 조깅, 고정식 자전거를 같이 하는 것이 좋다.

수영장 안에서는 준비운동으로 체조를 먼저 한 뒤 물속에서 걷거나, 킥 보드 kick board를 손으로 잡고 다리만 저어서 가기 등을 한다. 처음부터 어려운 영법을 택하지 말고 자신이 편안한 기분으로 할 수 있는 영법을 선택하여 꾸준히 하는 것이 좋다.

미국 스포츠의학회에 의하면 심폐 지구력 향상을 위하여 수영을 하는 경우, 하루 최대 운동거리는 1km이며 운동 시 소요시간은 30~40분 정도라고 보고되어 있다. 그 이상의 거리를 운동하는 것은 체내 젖산 증가로 인해 운동 후 심하게 피로를 느낄 수 있고, 오히려 몸에 무리가 된다. 또한 무릎 관절 질환이 있거나 요통 환자일 경우 평영과 접영은 척추와 무릎 관절에 과도한 부담이 되므로, 자유형이나 배영을 하는 것이 바람직하다. 초보자는 25분, 중급자는 35분, 상급자의 경우는 45분 정도 수영을 하는 것이 바람직하다.

정리운동

운동을 하고 나면 운동 때문에 근육이 경직되어 있으므로 경직된 근육을 풀어주기 위해서 체조를 하거나 제자리걸음을 해야 한다.

비만을 예방하는 음식

단순하게 섭취하는 음식의 양을 줄여서 체중을 줄이려다 보면 근육량이 감소되어 체력이 크게 떨어지고 심리적으로도 많이 위축될 수 있다. 따라서 목표 체중에 도달하기 위해서는 음식 섭취량을 줄이는 것과 함께 운동량을 늘리는 것이 바람직하다.

우리의 주식인 밥 1g에는 수분이 3g 포함되어 있으므로 밥을 먹지 않으면 체중이

무기질

뼈, 치아, 체액, 혈액 등에 포함되어 있는 칼슘, 인산, 물, 철분 등을 통틀어 이르는 말

글리코겐

간장이나 근육에 저장되는 당으로서 혈중에서는 글루코즈로 이용된다.

급격히 줄어든다. 반면 밥 양이 증가하면 신체에서 사용되고 남은 에너지가 지방으로 저장되므로 비만의 경우에는 밥을 1/3 정도 줄이는 식단을 구성하여야 한다.

그런데 체중이 조금 줄었다고 해서 운동을 하지 않고 음식을 그대로 섭취하게 되면 운동으로 소비되었던 열량만큼의 체중이 다시 증가한다. 따라서 운동을 하지 않을 경우는 음식 섭취량을 반드시 줄여야 한다.

하지만 실제로 체중을 조절하다 보면 무조건 섭취 열량을 줄일 수도 없으며, 또한 에너지 소비를 늘리는 데도 한계가 있다. 따라서 적당량의 단백질, 지방, 탄수화물, 비타민, 무기질, 수분 등이 골고루 포함된 하루 3끼의 식사는 하되 섭취량을 줄여야 한다. 또한 근육 내에 글리코겐이 고갈되는 것을 막기 위해서 오이나 당근 등의 탄수화물을 섭취한 후에 골고루 음식을 섭취하는 것이 관상동맥성 질환과 각종 성인병을 예방하는 데 효과적이다.

또한 식사는 정해진 양을 정해진 시간에 하는 것이 원칙이고, 1일 총 섭취량을 한두 번에 먹는 것보다 가능하면 여러 번에 나누어 먹는 것이 좋다. 식품을 구입할 때는 같은 열량이라도 부피가 큰 것을 선택하고 간식을 자주 먹지 않는다.

참고로 다음과 같은 식품은 열량이 많으므로 섭취를 제한한다.

- 기름기가 많은 육류(갈비, 삼겹살 등)
- 기름에 튀기거나 볶은 음식
- 패스트푸드
- 음료수, 단맛의 후식류

- 간단한 후식의 범위를 넘어선 지나친 과일 섭취

그리고 신선한 야채와 해조류를 많이 먹는 것이 좋다.

하루에 500Cal 정도 음식물 섭취를 줄이고, 운동으로 200~300Cal를 소비해서 1일 평균 700~800Cal를 소모하는 계획을 실천해야 한다. 하지만 칼로리 제한은 1일 1,000Cal를 초과하지 않도록 하고 체중 감량은 1주일에 500g, 1개월에 2kg 정도가 적당하다.

비만을 예방하는 생활 습관

음식을 조절하거나 운동을 하는 것은 이상 체중을 유지하기 위해서 중요한 방법이기는 하지만 일상생활에서 구체적인 행동의 변화가 습관화되지 않으면 일시적인 감량에 그치며 지속적인 효과를 기대할 수 없다. 따라서 다음과 같은 생활 습관을 가지는 것이 바람직하다.

- 식사 일지와 운동 일기를 작성한다.
- 체중의 변화를 기록한다.
- 승강기 대신 계단을 이용한다.
- 불안하거나 우울할 때에는 식사를 하지 않는다.
- 그릇을 비우려 애쓰지 않는다.
- 장을 볼 때는 식후에 하거나 미리 메모해 둔 식품만 장만한다.
- 비만 때문에 생길 수 있는 고혈압, 심장 질환 등의 합병증에 대해서 생각한다.
- 입에 넣은 음식을 삼키기 전에 다음 음식을 넣지 않는다.
- 입에 음식을 넣고 나면 일단 수저를 식탁에 내려놓는다.

- 대중교통을 이용한다.
- 자가용을 탈 때에는 목적지로부터 500m 정도 떨어진 곳에 차를 주차시키고 걸어서 이동한다.

소아 비만

어린이들은 계속 성장하기 때문에 성인과는 운동 방법이 달라야 한다. 어린이들은 성인처럼 오랜 시간 지속적으로 운동을 하는 것이 아니라 짧은 시간에 좀 '힘이 든다'고 느낄 정도로 강하게 운동을 해야 심장이 커지고 심장에서 내보내지는 혈액량이 많아져 심장 기능과 순환 기능이 좋아질 수 있다.

어린이들은 생리적으로나 심리적으로, 짧은 시간에 간헐적으로 할 수 있는 운동을 좋아하는 특성이 있다. 이러한 특성을 잘 이해하지 못하고 어린이들에게 무조건 운동을 강요하면 오히려 운동과 멀어져서 더 비만해지기 쉽다.

비만인 어린이들은 지방은 많으면서 근육과 골격은 잘 발달되지 않은 경우가 많다. 이런 아이들은 운동을 하면 뼈가 굽는 현상이 나타날 수 있고, 복부 지방층이 두꺼울 경우에는 유연성도 떨어진다. 또한 격투기 같은 종류의 운동을 하는 경우는 근육조직이 손상될 수 있으며 멍이 잘 든다. 매달리기 등을 할 경우는 상체의 근력과 근지구력이 약해서 떨어지기 쉬우며 관절에 무리가 가서 부종이 나타나기 쉽다.

뼈가 굽는 현상
근육 양이 적고 체지방량이 많기 때문에 뼈에 충격을 줘서 뼈가 굽을 수 있다.

그러므로 비만 어린이가 운동을 할 때는 무엇보다 부모의 관심이 중요하며 부모와 함께 할 수 있는 수영, 테니스, 배드민턴, 자전거 타기 등의 운동 프로그램이 효과적이다. 그리고 어린이들도 성인들과 같이 운동 프로그램 이외에 식이 조절, 올바른 생활 습관 등을 잘 조화시켜 주어야 비만에서 벗어날 수 있다. 자세한 운동 방법 및 종목은 제4장 〈내 나이에 맞는 운동은?〉에서 자세히 다루었다.

인체는 운동 후 소모된 열량을 채우기 위해 음식을 원하게 되는데 이때 과식을 하지 않도록 주의해야 한다. 음식 섭취량이 늘어나면 오히려 더 비만해질 수 있기 때문이다.

그렇지만 어린이들은 계속 성장하기 때문에 무리하게 체중을 줄여서는 안 된다. 현재 상태에서 더 이상 체중이 증가하지 않는다면 일단은 성공이므로 운동을 꾸준히 계속해야 한다. 무리한 음식 제한으로 체중이 줄면 빈혈 등의 증상이 나타날 수 있으므로 이 방법은 자라나는 아이들에게는 좋은 방법이라고 할 수 없다.

알·고·합·시·다
제2 호흡이란?

조깅이나 달리기를 하다 보면 조금만 가도 다리에 힘이 빠지고 호흡이 가빠져서 더 이상 지속할 수 없는 상태가 되는데 이를 제2 호흡이라고 한다. 특히 운동 초기에 나타나는 불편하고 힘든 느낌은 더 이상 달릴 수 없다는 생각을 갖게 만드는데, 이 순간을 이겨내면 호흡이 편해지면서 자신이 원하는 거리 이상을 달릴 수 있는 편안하고 고통이 줄어드는 제2 호흡 상태로 돌입하게 된다.
개인의 운동 능력에 따라 짧게는 운동을 시작한 지 2분 뒤에, 길게는 19분 뒤에 제2 호흡이 나타나는 경우도 있으므로 불안해하지 말고 심리적으로 안정을 찾고 운동 시작 전에 준비운동을 충분히 해서 호흡곤란에서 쉽게 회복될 수 있도록 하는 것이 중요하다.

몸통비와 체지방량

몸통비

비만이면서 배가 많이 나와 있거나 가슴·다리 부위에는 지방이 많지 않지만 복부에 많이 축적되어 있는 경우, 자신의 신체에서 배가 얼마나 나와 있는가를 알 수 있는 지표이다. 측정 방법은 허리둘레(요위)를 엉덩이의 둘레(둔위)로 나눈 값이다.

배가 나온 비만(복부비만)은 요통을 만들 수 있으며, 관상동맥 질환은 물론 심장 질환을 일으킬 수 있는 위험요인이다. 따라서 복부의 지방을 감소시키는 것이 무엇보다 중요하다.

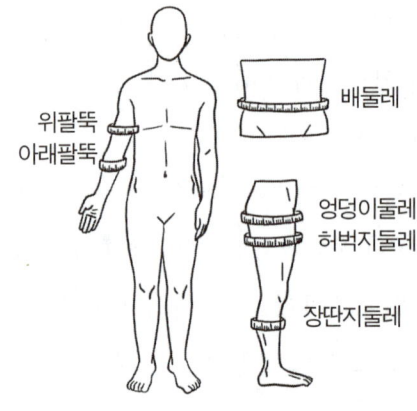

위팔뚝
아래팔뚝
배둘레
엉덩이둘레
허벅지둘레
장딴지둘레

일반적으로 남성의 경우는 0.9 이상, 여성의 경우는 0.85 이상이 되면 위험하다. 예를 들어 남성의 경우 허리둘레가 85cm이고 엉덩이 둘레가 100cm라면 몸통비는 85÷100=0.85(정상)가 된다.

% 체지방량

신체는 골격, 근육, 지방으로 구성되어 있는데, 규칙적인 운동으로 골격이 발달하거나 근육량이 많아지는 경우는 체중이 많이 나간다하여도 비만이라고 하지는 않는다. 비만의 정의는 '체내의 과도한 지방 축적'이므로 이상적인 체중을 알기 위해서는 자신의 % 체지방량을 측정하는 것이 무엇보다 중요하다고 할 수 있다.

체지방량을 측정하기 위해서는 피하에 있는 지방의 두께를 측정하여 밀도를 계산한 후 브로젝 공식이나 시리 공식을 이용하여 계산할 수 있다.

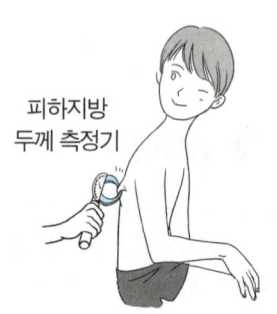

피하지방
두께 측정기

어느 부위를 엄지와 검지로 잡았을 때 두께가 3cm이상 잡히면 체중 감량이 필요하다.

122

운동 일기

운동 일기는 자신의 건강을 위하여 측정한 내용을 그날그날 기록해 놓는 것이다.

우리가 고혈압, 당뇨병 등의 질병을 가지고 있을 때 매일 아침 혈압과 혈당을 측정해서 그 측정치를 기록해 놓으면 병원에서는 이것을 근거로 삼아서 보다 정확한 진단을 내릴 수 있고, 스스로도 자신의 질병이 어느 정도인지를 알 수 있으므로 엉뚱한 약을 구입한다든지 좋은 약이라고 무조건 복용하는 일은 없을 것이다.

운동으로 인한 자신의 변화를 기록하는 운동 일기에는 어떠한 운동을 몇 분 동안 했는지, 운동 중 기분은 어떠했는지 등을 적는다.

아래와 같은 운동 일기를 보면 자신이 일주일에 며칠 운동을 했고, 운동에 따라 자신이 어떤 기분을 느꼈는가를 한눈에 알 수 있으며, 자신에게 알맞은 운동이 어떤 것인지 알 수 있게 된다.

내용 \ 일자	2009년 7월 7일			
운동 종목	조깅			
	수영			
운동 지속 시간	30분			
운동 강도 / 보통				
운동 강도 / 약간 힘듦	○			
운동 강도 / 힘듦				
운동 소모 칼로리(Cal)				

3

고혈압이 있는 사람에게
좋은 운동

고혈압이 있을 때의 운동 방법

순환계 질환은 우리나라 사람들에게 가장 위협적인 질환으로, 대개 40대 이후에서 많이 발병한다. 고혈압은 심장 질환과 더불어 늘 앉아서 생활하는 사람들에게 많이 나타나며 뇌, 심장, 신장에 합병증을 일으킬 수 있다.

일반적으로 이완기 혈압이 90mmHg 이상이거나 수축기 혈압이 140mmHg 이상이면 고혈압이라고 한다. 2005년 실시됐던 국민건강영양조사에 의하면 30세 이상에서 고혈압과 고혈압 전기에 해당하는 비율이 58.5%로 보고되고 있으며, 고혈압 환자 중에도 약물로 혈압을 조절하는 비율이 3명 중 1명이라고 한다.

고혈압 환자는 우선 싱겁게 먹는 것이 가장 중요하다. 과다 섭취된 염분이 체내의 물과 결합하면 혈장혈액의 액체 성분량이 증가해 심장이 강하게 수축되므로 결과적으로 혈압이 증가하게 된다. 또한 이상적으로 알맞은 체중을 가지도록 노력해야 하며 스트레스를 관리하는 것도 필요하다.

꾸준한 운동으로 체력이 향상되면 심혈관계 질환을 감소시킬 수 있는 것은 물론 고혈압으로 인한 사망률도 줄일 수 있다. 일반 사무직 근로자처럼 운동 부족으로 체력이 많이 떨어져 있는 사람은 규칙적으로 운동을 하는 사람에 비해 고혈압 환자가 될 확률이 20~50% 더 높다.

고혈압 환자가 운동을 할 때에는 준비운동, 심폐 지구력 운동, 정리운동 순으로 하며 운동 전에는 반드시 체중과 혈압을 측정해야 한다. 특히 운동 전 혈압이 평상시와 달리 높거나 낮은 경우는 의사에게 상담을 하여 적절한 운동이 어떤 것인지 결정해야 한다.

준비운동(5~10분)

몸을 푸는 운동 단계로 10분 정도 스트레칭 체조를 한다. 팔 위로 뻗기, 허리 뒤로 젖히기, 다리 벌리고 눌러주기, 손 허리에 대고 윗몸 젖히기, 다리 펴고 앞으로 가슴 닿기 등의 동작을 할 때는 자연스럽게 근육을 신전시켜야 하며 신체의 어느 부위라도 통증이 느껴지면 그 상태에서 멈추어야 한다. 또한 자연스럽게 호흡을 하는 상태에서 정지된 동작으로 5~10초 정도를 유지하면, 자신도 모르는 사이에 관절이 매우 부드러워져 유연성이 좋아지게 된다.

고혈압 환자의 경우는 머리를 가슴 아래로 내리게 되면 안압 및 뇌압이 증가하게 되므로 물구나무서기 등의 동작은 피해야 한다.

심폐 지구력 운동(25~45분)

심폐 지구력 운동은 심폐기능에 충분한 자극을 주면서 몸에 과도한 부담이 되지 않을 정도로 하는 것이 좋다. 심폐 지구력 운동 강도를 정하기 위한 방법으로는 여러 가지가 있지만, 그중 최대 심박수를 이용한 방법이 가장 쉽다 131쪽 '심박수를

125

이용한 방법' 참고. 일반적으로 운동 중 1분당 심박수가 110회 이상은 되어야 심폐 지구력을 증진시킬 수 있다.

또한 1개월 동안은 보통 25분씩 운동을 하고 그 후에 35분, 45분 정도로 시간을 늘려나가는 것이 중요하다. 운동 후 1시간이 지난 뒤에도 피로를 느끼지 않는다면 이때 운동 시간을 늘리면 된다. 그리고 매일 할 경우는 오히려 피로할 수 있으므로, 1주일에 3~5일 정도 운동을 하는 것이 적당하다. 하지만 운동의 효과를 높이고 싶다면 1주일에 5일 정도 하는 것이 좋다.

걷기

걷기는 언제, 어디서, 누구나 할 수 있다는 장점이 있으며, 고혈압 환자에게 적극 권장할만한 운동이다. 비만이라든가 고지혈증 등이 있을 경우는 새벽에 운동을 하는 것이 바람직하지만, 고혈압의 경우는 아침에 일어나 운동을 하면 심장에 부담을 주는 카테콜라민 호르몬이 나오므로 오전이나 오후에 걷기를 하는 것이 바람직하다. 야외에서 걸을 때에는 기온이 따뜻한 시간대에 운동을 하는 것이 좋다.

고정식 자전거

고정식 자전거는 충격이 적은 운동으로서 페이스를 조절하기가 쉽다. 운동은 보통 50~100w120쪽 참고 정도의 강도로 분당 페달의 회전수는 35~60회 정도를 유지한다. 운동 중에 느낄 수 있는 지루함이나 단조로움을 피하기 위하여 텔레비전을 보거나, 음악을 듣거나, 책을 보는 것도 좋다.

수영

수영은 몸 전체의 균형과 심폐 지구력을 좋게 해줄 수 있는 운동이다.

고혈압 환자의 경우는 처음부터 무리한 영법을 택할 것이 아니라 물속에서 걷기를 하거나 킥 보드를 이용하여 머리를 물속에 담그지 않는 상태에서 운동을 하는 것이 중요하다. 그리고 물속에서 어느 정도 적응이 되면 자유형이나 배영 등 편안하고 심장에 부담이 되지 않는 영법을 선택하는 것이 바람직하다. 이때 다른 사람들이 먼 거리를 수영한다고 해서 무리하게 따라 해서는 안 된다.

수영에 익숙한 경우라도 5~10분 정도 운동 후 휴식을 해야 하며 최대 400m를 20분 정도에 갈 수 있을 만큼 수영하는 것이 바람직하다.

정리운동

운동을 마친 뒤 다시 가볍게 제자리 걷기를 하거나 준비운동을 할 때 했던 스트레칭 체조를 반복해서 경직된 근육을 풀어준다. 목욕이나 사우나는 체온이 정상으로 돌아온 뒤에 한다.

혈압과 약물

고혈압과 약물

지구력 운동을 적절히 하면 혈압이 내려가고 체지방량이 줄어든다. 하지만 지구력 운동을 꾸준히 한다하더라도 혈압을 항상 정상 상태로 유지해주거나 고혈압의 합병증인 심혈관계 질환을 완전히 예방하지는 못한다. 따라서 운동과 함께 식이요법 및 약물요법을 같이 병행해야 한다.

고혈압 치료 약물 복용 중에 운동을 하게 되면 심폐기능과 대사 반응에 영향을 미칠 수 있으므로 고혈압 약의 약리작용에 대해 미리 알아두는 것이 중요하다. 고혈압 치료에 사용되는 약의 종류와 특징은 다음과 같다.

베타-차단제

시중에서는 인데랄과 테놀민이 판매되고 있다. 이 약은 운동을 할 때 심박수, 혈압, 심박출량을 감소시킨다. 협심증 심장근육에 산소의 공급이 저하되어 가슴에 통증을 일으키는 질환 환자에게 베타-차단제를 투여하면 혈압 및 심박수가 감소하면서 저산소증을 일으켜 어지러움 등의 증상이 나타날 수 있다. 따라서 운동을 시작하기 전에 반드시 운동 부하 검사를 받아 알맞은 운동 강도로 운동을 하는 것이 중요하다.

니트레이트

니트레이트는 운동 중 협심증 등 심장 질환으로 인하여 가슴의 통증을 호소할 때 복용하는 약으로, 혈관을 확장시켜 혈압을 떨어트리는 작용을 한다. 이때 어지러움이나 구토를 느낄 수 있으므로 이 약물을 복용했을 때는 서서히 제자리걸음을 한 뒤 휴식을 취하는 것이 바람직하다.

칼슘길항제

니페디핀, 베라파밀, 헤르벤 등은 심장근육의 수축력을 증가시키는 칼슘의 작용을 억제함으로, 관상동맥과 말초혈관을 확장하고 심근의 경련을 완화시켜서 혈압의 상승을 막는 약물이다. 그중 니페디핀은 말초혈관을 확장시키는 작용이 강해서 때로는 안정을 취하고 있을 때도 심박수를 증가시키는 경우가 있다. 따라서 운동 처방을 할 때는 반드시 복용하고 있는 칼슘길항제의 종류와 용량을 고려해야 한다.

이뇨제

이뇨제는 아주 가벼운 고혈압이나 중등도의 고혈압을 치료하는 데 사용된다. 이뇨제는 최대 심박수에는 큰 영향을 미치지는 않지만 많이 복용을 하면 저칼륨

증에 의한 부정맥_{심장의 박동이 고르지 못한 상태}을 일으킬 수 있다. 따라서 운동을 할 때 가슴이 두근거리거나 통증 또는 피로가 느껴지면 무리하지 말고 안정을 취해야 한다.

혈관 확장제

혈관 확장제를 복용하면 소동맥이나 정맥의 평활근˙이 이완되며 때로는 교감신경˙이 자극받아 심장의 박동수가 갑자기 빨라져서 협심증 증상이 악화되기도 한다. 주로 쓰이는 약제인 하이드라진의 경우는 운동 후 저혈압을 일으키기가 쉽다.따라서 운동이 어느 정도 끝나더라도 갑작스럽게 중지하지 말고 서서히 걷거나 움직임을 계속한 뒤 운동을 마치는 것이 중요하다.

평활근
민무늬근이라고도 하며 내장이나 혈관의 벽을 이루는 근육의 한가지이다. 섬유에 가로 주름이 없다.

교감 신경
자율신경으로서 심장의 흥분시 주로 적용된다.

혈관 확장제는 운동할 때 심장 박동수에 영향을 주지 않으므로 운동 부하 검사에서 나타난 심박수를 그대로 이용하면 된다.

알파차단제

알파 신경은 심장근육을 수축시키기 위한 신경이다. 미니프레스는 말초혈관을 확장시킴으로써 혈압을 낮춰 고혈압 환자를 치료하는 알파차단제 약물이다. 알파차단제는 운동을 하는 동안의 심박수에는 영향을 주지 않으므로 운동 시 나타나는 자각 증상을 그대로 적용하여 운동에 임하면 된다.

중추신경에 작용하는 강압제

레저핀 등의 약제가 쓰이며 운동 시 심박수 및 혈압에 영향을 준다. 따라서 운동 중에 저혈압과 어지럼증을 느낄 수 있으며 심한 경우 기절할 수도 있으므로 주의가 필요하다.

안지오텐신 전환 효소 억제제

안지오텐신 전환 효소 억제제는 신장의 안드로젠이 고혈압 호르몬으로 전환되는 기전을 억제하여 혈압을 조절하는 약물이다. 안지오텐신 전환 효소 억제제인 캡토프릴은 운동 중 심장 박동수와 혈압의 증감에 영향을 주지 않으므로, 운동 부하 검사 때 나타난 심박수와 혈압 변화에 따라 운동을 하면 된다.

저혈압과 약물

일반적으로 질병을 분류할 때 병원에서는 저혈압이라는 용어를 사용하지 않지만 운동과 관련해 저혈압이 발생하는 경우는 '운동성 저혈압'이라고 한다.

운동을 할 때 운동 강도가 증가함에 따라 비례적으로 혈압이 상승해야 정상적인 수축기 혈압 반응이라고 할 수 있는데, 보통 230~250mmHg까지 증가해도 정상이라 한다. 그러나 운동성 저혈압의 경우는 운동 중 수축기 혈압이 운동 강도에 비례해 높아지지 않고 오히려 10~20mmHg정도 떨어지는 경우를 말한다. 이러한 경우는 운동 중이나 운동 후에 어지러움이나 실신 등의 증상이 나타날 수 있다.

이러한 반응이 나타나는 경우는 좀 더 세밀한 심장 기능 검사를 해야 하며, 필요에 따라서 전문의 처방을 받아 약을 복용해야 한다.

고혈압 환자의 운동 효과

고혈압 환자가 조깅이나 수영, 달리기 등을 하면 운동을 마친 상태의 수축기 혈압이 안정을 하고 있을 때의 상태보다 낮아진다. 이러한 상태는 적게는 2시간에서 4시간 정도 지속되며, 길게는 이틀이나 계속된다고 한다. 따라서 운동으로 고혈압의 치료 효과를 보고 싶다면 1주일에 적어도 4일 이상은 운동을 해야 한다. 또한 오랜 기간 운동을 계속하면 수축기 혈압이 10mmHg정도 감소하게 되므로 고혈압 환자들은 운동을 생활의 일부라고 생각하고 꾸준히 하는 것이 중요하다.

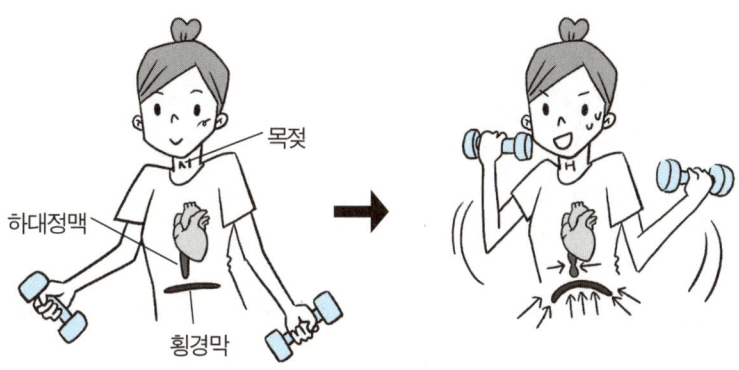

근력 운동 시 무거운 것을 들어 올릴 때는 목젖이 닫히고 횡경막이 위로 올라와 심장의 하대정맥이 압박되므로 혈압이 증가하게 된다.

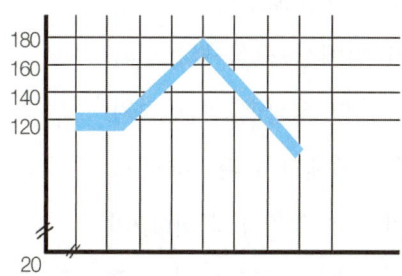

이러한 현상을 발살바 운동(Valsalva' s Maneuver)이라 한다.

131

4

당뇨병이 있는 사람에게 좋은 운동

성인 당뇨

당뇨병은 인슐린 작용˙이 부족하기 때문에 생기는 질병인데, 인슐린이 적게 분비되는 이유는 췌장˙에 있는 베타세포 인슐린 공급 세포가 손상되거나 기능이 떨어졌기 때문이다.

당뇨 환자는 물을 자주 많이 마시거나 과식을 하며, 자주 소변을 보는 증상을 보인다.

당뇨병을 극복하기 위해서는 식사 조절과 운동, 스트레스 관리 등의 생활 습관 변화가 중요하며 약물치료를 병행해야 한다. 공복 시 혈당이 300mg/dl 이상일 경우와 250mg/dl 정도일 경우도 소변검사에서 케톤체˙가 검출되면 약물로 먼저 혈당을 조절한 뒤 운동을 해야 한다.

인슐린 작용
혈액 내의 당을 근육에서 에너지로 이용하기 위한 호르몬의 작용

췌장
위(胃) 뒤쪽에 있는 가늘고 긴 삼각주 모양의 장기로서 탄수화물, 단백질, 지방 등을 소화시키는 효소를 분해 한다.

케톤체
체내 지방이나 단백질이 에너지로 사용될 때 배설되는 물질

운동은 근육에서 당이 에너지로 사용되는 양을 증가시키고 비만이나 스트레스 해소에도 도움이 되기 때문에, 당뇨병 환자의 경우 규칙적인 운동은 식이요법, 약물요법과 더불어 치료에 무엇보다도 중요하다.

일반적으로 당뇨 환자들은 심폐 지구력 증진을 위해서 신체의 큰 근육을 사용하는 전신운동을 하루에 30분에서 40분 정도 하고 1주일에 5일 정도는 걷기, 조깅, 고정식 자전거, 수영 등의 유산소성 운동을 하면 많은 도움이 된다.

혈당 조절이 잘 되며 합병증이 나타나지 않는 환자들은 칼리스테닉스 운동으로 근력 증진 운동을 하면 근력과 근지구력이 향상되고 체내의 지방도 제거돼 근육질의 몸을 지닐 수 있게 된다. 이것은 체내의 피하지방이 에너지원으로 활용되어 체지방이 감소되면서 근육은 크고 두꺼워지기 때문이다. 근육이 잘 발달되면 근육내의 모세혈관 분포가 많아져 산소 공급이 많아진다. 따라서 약간 무리가 되는 활동을 하더라도 극복할 수 있는 체력이 생기고 질병 치료에도 도움이 된다.

그러나 당뇨병 때문에 혈당이 잘 조절되지 않는 환자들이나 망막 이상, 고혈압, 심장 질환 등의 합병증이 있는 환자들이 무리한 강도로 운동을 하면 과부하 때문에 호흡에 불균형이 생기고 몸에 무리가 가서 오히려 질환이 악화될 수 있다. 또한 무리한 철봉 운동은 혈압 상승을 초래하므로 삼가야 한다.

당뇨 환자의 운동과 열량 소모

당뇨병이 있다면 자신이 운동을 했을 때 소모되는 열량이 어느 정도인지 정확하게 아는 것이 중요하다.

운동 시 소모되는 열량은 운동 강도, 지속 시간, 체중과 관련이 있는데 자신의 체중에 10~20Cal를 곱해준 만큼이 1주일 당 운동을 통해 소모해야 하는 적절한 열량이다. 즉 몸무게가 70kg인 남성이라면 1주일 동안 700~1,400Cal 정도를 운동으로 소모해야 한다는 이야기이다.

올바른 식이요법을 위해서 식품 교환표를 사용하듯이, 올바른 운동을 위해서는 아래의 운동 교환표를 이용하는 것이 좋다.

운동 교환표에서의 1운동 단위란 '100Cal를 소비할 수 있는 운동량'으로서, 운동의 강도와 체중에 따라 결정된다.

예를 들어 체중이 45kg인 사람이 100Cal를 소모하려면 시속 4km로 44분을 걷거나 시속 8km 속도로 16분, 즉 2.1km를 달리면 된다. 또 체중이 65kg인 사람은 시속 4km로 31분을 걷거나 46분 동안 골프를 하면 100Cal가 소모된다. 만일 하루에 200Cal 내지 300Cal 소비를 목표로 한다면 운동 시간을 2배 또는 3배로 늘리거나 같은 단위만큼 다른 운동을 하면 된다.

운동 교환표는 목표한 만큼의 운동을 하는 데 도움이 될 뿐만 아니라 식품 교환표와 호환성을 가지고 있으므로 운동량에 따라 식사량을 쉽게 조절할 수 있다.

● 운동 교환표 100Cal를 소비할 수 있는 운동량과 시간

(단위:1운동 단위)

운동 종류	운동 강도	40~49kg	50~59kg	60~69kg	70~79kg
걷기	시속 4km	44분	36분	31분	27분
빨리 걷기	시속 6km	35분	28분	23분	20분
조깅	시속 8km	16분	13분	11분	10분
달리기	시속 11km	12분	10분	8분	7분
수영	분속 20m	22분	18분	15분	13분
	분속 30m	15분	12분	10분	9분
	분속 40m	11분	9분	8분	7분
에어로빅	중등도	20분	18분	16분	14분
골프	연습장	66분	54분	46분	40분
테니스	복식	22분	18분	15분	13분

만일 목표 운동량보다 1단위의 운동을 더하게 된다면 에너지 소모량이 100Cal 증가하므로 식품 교환표의 곡류 식품군에서 1교환 단위의 음식, 즉 1/3공기나 식빵 1개를 추가로 먹을 수 있다.

당뇨 환자는 식이요법에도 신경을 써야 한다. 기본적으로 식사는 일정한 시간에 소량씩 하며 단백질은 필요량만큼 충분히 섭취한다. 또 잡곡밥보리, 콩, 팥이나 채소류를 많이 섭취하여 섬유소, 비타민, 무기질 등의 섭취를 늘리고 지방을 적정량 섭취한다. 소금은 적게 먹고 술을 마시지 않는 것이 원칙이다.

당뇨 환자가 운동할 때 주의할 점

당뇨 환자는 운동을 할 때 반드시 주의해야 할 사항이 있다.

우선 운동 전에는 복용했던 약의 용량을 줄여야 한다. 인슐린이나 경구 혈당강하제 등의 약물을 복용하는 경우는 운동 시작 전과 후에 기본적으로 혈당검사를 하면 운동으로 인한 혈당의 감소나 증가를 확인할 수 있으므로 효과적으로 약물을 조절할 수 있다.

경구 혈당강하제
인슐린의 경우는 주사로 피하에 투여를 하며, 경구 혈당강하제는 알약으로 복용한다.

비활동근
운동 시에 근육 수축이 활발히 일어나지 않는 근육, 복부근

운동 전에는 비활동근인 복부에 인슐린을 주사한다. 하루에 1회 인슐린 주사를 맞는 경우는 보통 주입 후 8~12시간이 지나 체내 인슐린 활동이 최고에 이르기 때문에 되도록 이 시간대에는 운동을 피하는 것이 좋다. 또한 운동을 하는 중이나 마친 뒤에 식은땀이 나거나 어지러움, 손이나 몸이 떨리는 저혈당 증상이 나타나면 그 즉시 간단한 탄수화물식빵 1/3 조각, 12g 정도 또는 사탕, 쥬스, 꿀물 등을 섭

심부전 현상
심장의 전도 장애 및 부정맥

기립성 저혈압
앉거나 누운 상태에서 갑자기 일어났을 때 어지러움이 생기는 경우

취해야 한다. 특히 저혈당의 경우는 심하면 혼수상태에 이를 수도 있으므로 동반자와 함께 운동을 하도록 한다.

당뇨병의 합병증 중 허혈성 심질환으로 인한 심부전 현상이 발생할 수 있으며, 과도하게 혈압이 상승하거나 운동 후에 기립성 저혈압이 나타날 수 있다. 기립성 저혈압이 생길 때에는 선 자세에서 허리를 굽혀 머리가 바닥을 향하도록 하면 어지러움을 극복할 수 있다.

소아 당뇨

췌장 안에 있는 랑게르한스섬의 알파세포는 글루카곤을 분비하고 베타세포는 인슐린을 분비하는 기능을 한다. 소아 당뇨는 이 랑게르한스섬의 베타세포가 제 기능을 하지 못하여 인슐린이 분비되지 않아 생기는 질병으로 매일 인슐린을 공급해주어야 한다. 만약 인슐린이 공급되지 않을 때에는 당뇨성 혼수상태를 일으킬 수 있다.

당뇨가 있는 어린이가 운동을 하기 위해서는 우선 운동 종목, 운동 강도, 운동 지속 시간, 운동 횟수 등을 신중히 고려해야 한다. 또한 기초 체력인 근력, 유연성, 심폐 지구력 능을 향상시키기 위해서 각종 운동을 혼합한 운동요법을 적극적으로 행해야 한다. 적합한 운동 종목으로는 산책, 걷기, 조깅, 자전거 타기, 수영, 체조, 가벼운 등산 등이 바람직하며 운동은 등에서 땀이 촉촉이 날 정도로 하는 것이 중요하다.

운동 강도가 너무 강하면 간에서 분비되는 혈당량이 근육에서 소모되는 양보

다 많아져서, 운동 후 혈당을 측정했을 때 혈당이 떨어지는 것이 아니라 오히려 상승되는 것을 볼 수 있다. 따라서 운동 강도를 너무 갑작스럽게 증가시키거나 힘들게 운동을 하는 것은 좋지 않으므로, 식사 조절과 함께 매일 20분 정도 운동을 하는 것이 바람직하다.

당뇨가 있는 어린이는 항상 운동 강도와 양에 따라 인슐린 용량을 조절해주어야 하고, 저혈당 상태가 되는 것을 예방하기 위해 식전에 운동을 하지 않도록 한다. 그리고 운동을 치료 방법으로 병행할 때 인슐린 주사는 다리 등 활동이 많은 근육에 주사하지 말고 성인과 마찬가지로 복부에 주사해야 한다.

운동 중 식은땀이 나거나 어지럽고 손발이 떨릴 경우는 저혈당 증세가 나타나는 것이므로 즉시 사탕, 주스, 꿀물 등을 섭취해야 한다. 또한 열이나 설사가 나거나, 가슴에 통증이 일거나, 어지러움이 생기면 운동을 중단하고 의사의 진찰을 받는 것이 좋다.

특히, 소아 당뇨 환자는 찰과상 등의 상처를 입으면 잘 아물지 않으므로 발의 관리가 무엇보다 중요하다. 따라서 운동을 할 때는 발에 잘 맞는 운동화를 신어야 한다. 그리고 운동 전과 후에 물을 충분히 마시는 것이 좋다. 운동 전에 물을 마시면 운동 시 소모되는 수분을 계속해서 보충할 수 있으므로 대사가 원활해지고, 운동 후에는 운동으로 인한 탈수 현상을 예방할 수 있기 때문이다.

당뇨 합병증과 운동

운동을 효과적으로 하기 위해서는 의학적으로 자신의 질병 상태가 어떤지 파악하는 것이 중요하다.

60세 이상인 사람이나 근관절에 이상이 있어 운동에 지장이 있는 사람들은 누운 자세나 앉은 자세에서 스트레칭 운동을 하는 것이 바람직하다.

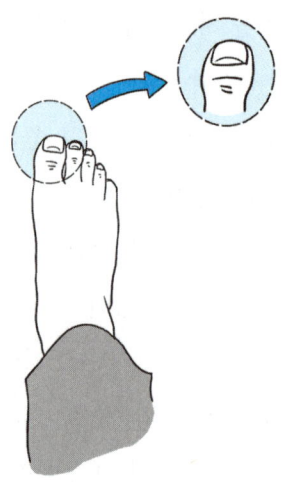

당뇨병 환자의 발 관리 요령

당뇨병 환자는 매일 따뜻한 물에 비누로 발을 깨끗이 닦아야 한다. 수건으로 물기를 닦을 때에는 힘을 주어서 문지르지 말고 가볍게 닦는다. 적어도 하루 3번씩은 발을 세심히 검사하고 조그마한 상처라도 있으면 속히 치료를 하며, 1년에 2번은 의사에게 발에 대한 검진을 받는다. 발톱은 너무 길거나 앞으로 둥글게 깎지 말고 옆으로 일직선이 되게 자른다.

또한 양말은 매일 갈아 신도록 하며 장딴지까지 올라오는 양말의 위 부분은 한 번 접어서 너무 꼭 조이지 않도록 한다.

신발은 아주 편하고 잘 맞는 것을 신도록 하며, 신발에 수선이 필요할 때에는 바로 수선해서 발에 상처가 생기지 않도록 한다. 그리고 새 신발을 신을 때에는 2~3시간 이상 계속해서 신지 말고 가끔 신을 벗어서 발에 무리가 가는지를 확인한다.

그리고 아침에 신발을 신기 전에 손을 구두에 넣어 보아 작은 돌이나 못 같은 것이 나와 있는지 확인한 후 신발을 신는다.

당뇨성 망막 질환

당뇨성 망막 질환이 있는 환우는 눈에 합병증이 나타난 것이므로 전문 운동 클리닉에서 상담을 받는 것이 바람직하다. 질환의 합병증이 악화되는 것을 막기 위해서는 평상시 자주 걷거나 아침저녁으로 간단한 스트레칭 체조와 고정식 자전거를 이용하여 의자에 앉아 페달을 돌리는 등의 유산소성 운동이 바람직하다.

필자의 환자 중에는 입원 기간 동안 치료를 받고 퇴원한 다음, '이제는 운동을 열심히 해야지' 하는 마음에 산에 올라가 운동을 하고 급히 뛰어 내려오다가 갑자기 눈앞이 보이지 않아 매우 당황한 경우가 있다. 이 환자는 무리한 운동으로 인해 당뇨성 망막 질환이 발생한 경우였다.

이와 같이 당뇨 합병증으로 망막에 질환이 있는 환자들은 평상시에 머리가 가슴 부위 아래로 내려가지 않도록 하는 것이 중요하다. 따라서 허리를 굽히고 머리를 감거나, 엎드려서 걸레질을 하거나, 머리 위로 무거운 것을 들거나, 거꾸로 매달리기 등을 하면 뇌와 안구에 압력이 높아져서 질환을 더욱 악화시킬 수 있으므로 주의해야 한다.

특히 구기 운동 등은 스스로 운동 강도를 조절할 수 없으므로 하지 않는 것이 바람직하고 양발이 지면에서 동시에 떨어지는 뛰기나 점프 등의 운동도 피하도록 한다.

신경염

당뇨 합병증으로 생기는 신경염은 신경의 감각기능이 저하되거나 마비가 돼서 손발에 통증이나 저림 등의 증상이 나타나는 것을 말한다. 당뇨 환자의 30% 정도는 이러한 합병증으로 고통을 받는다.

신경염은 만성 질환˙인 만큼 관절 주위의 신경과 근육 주위에 계속해서 염증이 생기지 않도록 예방하는 것이 중요하며, 우선적으로 꾸준한 관절운동으로 근력과 유연성을 좋게 해야 한다. 꾸준하게 운동을 하면 통증 부위의 관절과 근육의 모세혈관 분포가 많아진다. 또한 근육의 미오글로빈근육 내의 단백질 농도가 증가하여 많은 혈액이 공급되고, 그러면 근육이나 관절에 산소와 영양분 공급이 원활해져서 퇴행성 변화를 막아주는 효과도 있다.

만성질환

오랫동안 가져온 불규칙적인 생활 습관 때문에 점차적으로 진행된 질환

전해질

물이나 기타 용매에 용해되어 전기 전도를 일으키는 물질. 산, 알칼리, 염류 등

그러나 운동을 하지 않으면 근육이 위축되며 근섬유 면적이 40~45% 정도 감소하게 된다. 또한 자율 신경계에 이상이 생겨 안정 시 심박수와 운동 중 최대 심박수가 떨어지면서 신체 활동 능력이 저하된다. 대부분의 경우 운동 능력이 떨어지면 낮은 운동 강도에서도 쉽게 피로를 느끼며 운동을 할 때 혈압이 내려가는 등 위험성이 높아진다.

또한 높은 온도에서 운동을 하면 탈수증이 나타나며 나트륨이나 칼륨, 염소 등의 전해질 수치가 낮아져 운동 때문에 생길 수 있는 위험성은 더욱 커지게 된다. 인슐린 의존형 당뇨인 경우는 자율 신경계 기능에 이상이 나타나 심근에 혈액 공급이 잘 안 되어 심장 질환이 나타날 수 있으므로 더욱 주의가 필요하다.

운동을 하다보면 발바닥에 궤양이 생기거나, 다리 부위의 관절이나 발목 등에 쉽게 상해를 입을 수 있으므로 갑자기 자세를 바꾸는 구기 운동이나 심박수와 혈압을 급작스럽게 상승시키는 역기, 실내 운동기구를 이용한 노젓기 Rowing machine, 달리기 등의 운동은 피하도록 한다.

운동 종목으로는 관절운동과 수중 체조, 고정식 자전거 등이 효과적이다. 특히 물속에서 하는 걷기나 체조는 부력을 이용하므로 몸이 가벼워지고 부담이 적어 관절이 퇴행되는 것을 방지해 준다. 따라서 이런 운동을 관절 부위의 통증이 느껴지지 않는 범위 안에서 해주면 아주 좋은 치료가 될 수 있다.

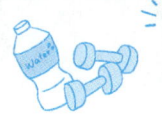

❶ 팔 돌리기

양팔을 옆으로 크게 벌려 물속에서 돌린다. 이때 손가락을 벌린다.

❷ 몸통 돌리기

양팔을 크게 벌려 좌우로 몸통을 돌린다. 이때 팔꿈치와 손가락을 펴도록 한다.

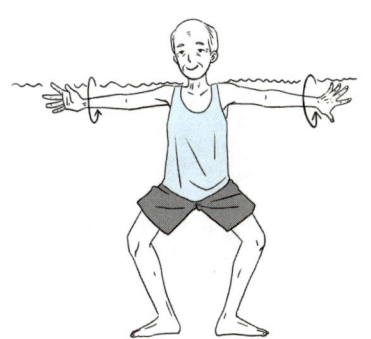
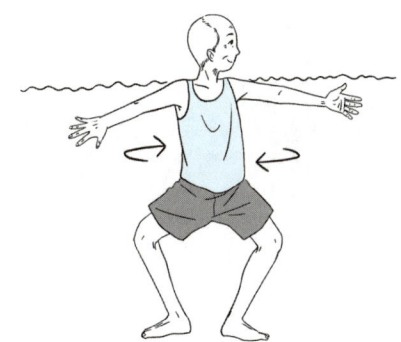

❸ 옆구리 운동

양팔을 옆으로 벌리고 우측 손을 높이 들어 반대쪽으로 들어 올린다. 좌우 교대로 한다.

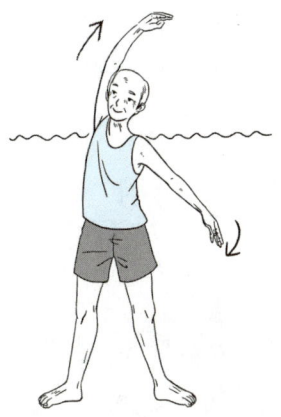

❹ 무릎 잡아당기기
양손으로 무릎을 잡고 몸통 쪽으로 잡아당긴다.

❺ 옆으로 다리 들어 올리기
한 손으로 벽을 잡고 다리를 옆으로 최대한 차올린다.

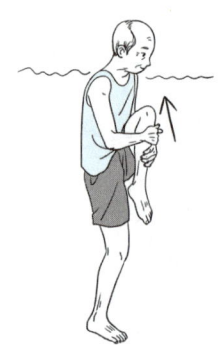 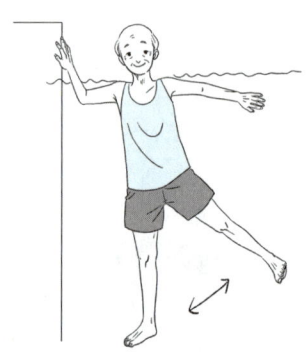

❻ 앞으로 다리 들어 올리기
양손을 뒤로 뻗어 벽을 잡고 무릎을 편 상태에서 다리를 차올린다

❼ 뒤로 다리 들어 올리기
벽을 잡고 다리를 뒤로 차올린다.

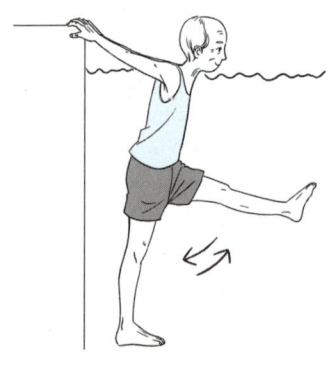 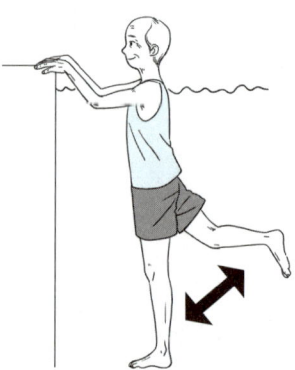

운동으로 당뇨병을 이겨낸 할머니

당뇨에 대한 강의를 하다보면 항상 떠오르는 할머니 한 분이 계신다.

당시 75세 정도 되신 그 할머니는 45년이나 당뇨 질환을 앓아 오셨다. 하지만 체력 검사 결과, 할머니는 연세에 비해 유연성, 근력, 근지구력이 매우 좋으셨고 윗몸일으키기의 경우 30초 동안 15회나 할 정도였다. 할머니는 자신의 병 때문에 그동안 꾸준히 운동을 하는 것은 물론 음식을 균형 있게 섭취했고, 당뇨 교육에도 계속 참석했다고 하셨다. 덕분에 할머니는 같은 연세의 다른 노인들보다 오히려 건강 상태가 더 좋으셨다. 그분께는 당뇨병이 오히려 건강에 도움이 된 것 같았다.

필자는 그 할머니를 보면서 규칙적인 운동과 올바른 식습관, 그리고 의사의 지시에 따라 약을 복용하는 것이 얼마나 중요한지 확인할 수 있었다.

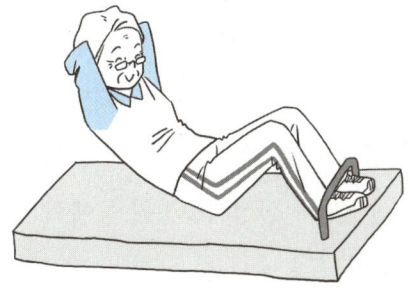

5

심장 질환이 있는 사람에게
좋은 운동

심장 재활

　심장 재활의 역사를 살펴보면 1950년대에는 환자들을 위한 병상에서의 안정, 휠체어 운동, 보행 프로그램 등이 활용되었고 1960년대에는 심장 질환자들의 진단과 치료를 위한 심전도 모니터에 대한 연구가 행해졌다. 1970년대 초에는 심장 질환자의 걷기, 조깅 프로그램, 입원 중 운동 프로그램 등이 개발되어 활용되었다. 그러다가 1975년에는 미국 스포츠의학회에서 운동 부하 검사 방법 및 운동 처방을 위한 지침이 발표되었으며, 1985년 미국 심장학회에서 심장 재활 프로그램의 효과가 입증되면서 운동 프로그램이 정립되었다.

　국내에서도 1997년 심폐 재활 학회가 창설되어 학문적으로 많은 연구가 이루어지고 있으며 서울아산병원과 삼성서울병원 등에서 심장 수술 후 심장 재활 프로그램이 이루어지고 있다.

　현대에는 기계문명의 발달로 모든 사회구조가 자동화되고 편리해진 점은 좋지만 신체 활동은 극히 줄어들게 되어 운동 부족 현상이 두드러지게 되었다. 또한 생활수준의 향상으로 평균수명이 연장되고 노인 인구가 증가하면서 질병의 양상˙에도 현저한 변화가 생겼다.

질병 양상의 변화

불규칙적 생활 습관 등으로 당뇨, 고혈압, 심장 질환 등의 만성 퇴행성 질환이 많이 생기게 되었다.

심혈관 질환은 일단 발병하면 사망률이 높고 후유장애도 심하여 발병하기 전에 예방하는 것이 가장 중요하다. 관상동맥 질환을 갖고 있는 사람이 운동을 하면 안정 시 심박수와 수축기 혈압이 낮아지고 심장근육에 산소를 공급하는 능력이 좋아진다. 또한 규칙적으로 운동을 하면 고콜레스테롤 혈증 콜레스테롤 수치가 240mg/dl 이상인 경우이나 고혈압 등 관상동맥 질환의 위험 요인을 개선시킬 수 있다.

심장 재활 운동 프로그램

심장 기능을 증진시키기 위한 운동 프로그램은 그 목적에 따라 예방 프로그램과 재활 프로그램으로 나눌 수 있다.

예방 프로그램은 외견상 건강하거나 심장 질환의 발병 가능성이 높은 사람들을 대상으로 하고, 재활 프로그램은 심근경색증 등의 심장 질환을 가지고 있거나 심장 수술을 받은 사람을 대상으로 발병 후 기간, 재활 프로그램을 행할 수 있는 장소, 운동 부하 검사 결과에 따라 1기에서부터 4기까지 나눠서 실시한다.

제1기 심장 재활 프로그램

제1기 심장 재활 프로그램은 중환자실이나 병실에서 하는 입원 프로그램으로, 대개 발병한 지 5~14일 사이에 하지만 그 전에 환자의 상태가 안정되면 가급적 빨리 시작하는 것이 좋다.

제1기 심장 재활은 의사나 간호사가 환자에게 하는 교육과 상담으로부터 시작된다. 제1기 심장 재활의 목표는 침대에 계속 누워 있으면 생길 수 있는 심장 운동 능력의 저하, 분당 폐환기량(1분간 호흡량)의 감소, 골격근 감소, 근력의 저하 등을 예방하는 데 있다. 또한 혈장 감소와 그에 따른 기립성 저혈압과 빈맥(1분에 100회 이상으로 맥박이 자주 뛰는 것을 이름)을 예방하고, 병에서 회복될 때 가정에서 기본적인 신체 활동을 할 수 있도록 준비하는 데 도움을 준다. 이밖에도 심리적으로는 불안이나 우울증 등을 완화할 수 있다.

제2기 심장 재활 프로그램

제2기 심장 재활 프로그램은 질병에서 회복되는 시기에 하는 재활 프로그램이다. 운동요법이 주가 되는 제2기 심장 재활은 일반적으로 병원에 있는 외래 재활 운동 시설에서 의사의 지도 감독 아래 이루어지는데, 보통 퇴원하자마자 바로 시작하며 걷기, 고정식 자전거 등의 운동을 1~3개월 가량 계속한다.

일반적으로 합병증이 없는 급성 심근경색증 환자는 발병 후 2주 이내에 시작하지만 불안정 협심증(안정상태나 활동 중에 나타나는 협심증), 심한 부정맥, 중증 심부전, 불응성 고혈압(약물에 의해서도 고혈압이 낮아지지 않는 경우)이나 당뇨병 등의 합병증이 있는 경우 운동은 할 수 없다.

제2기 심장 재활의 가장 중요한 목표는 정확한 운동 처방을 하고 의사의 감독 아래 운동을 실시해서 환자의 운동 능력을 극대화하는 것이다. 또한 안전한 교육을 통해 위험 요인을 줄이고 질병의 경과와 치료 약물 등에 대한 정보를 환자에게 알려주는 것도 목표 중 하나이다.

제3기 심장 재활 프로그램

제2기 심장 재활 프로그램이 끝난 뒤 운동 검사를 통해 환자의 운동 능력이 5메트Mets 이상 되고 심전도 및 혈역학적 혈압이나 심박수의 변화 소견이 정상이며, 협심증의 증상이나 징후가 없고 안정시 심박수가 1분에 90회 이하, 안정시 혈압이 140/90mmHg이하가 되어야 제3기 심장 재활 프로그램을 할 수 있다.

제3기 심장 재활은 제2기 프로그램 뒤 4~6개월 정도 의사가 있는 헬스클럽이나 스포츠센터 등에서 하며 이 시기는 초기로부터 6~12개월 정도 지난 뒤이므로 운동 시 심장의 박동수를 측정하기 위한 장비는 필요하지 않다. 따라서 가정이나 헬스클럽에서 운동할 수 있으나 간혹 응급 상황이 발생할 수도 있으므로 반드시 환자의 상태를 평가하여 운동 장소를 선정하고 의학적 감시의 실행 여부를 결정하도록 한다.

제4기 심장 재활 프로그램

제4기 심장 재활 프로그램은 생리학적으로 안정된 시기로 제3기 프로그램 뒤 7~12개월 정도를 하게 된다. 9Mets이상의 운동 능력을 가지고 있는 경우 자동 심박수 측정기를 이용하여 운동 강도를 조절하면서 가까운 스포츠센터에서 의사나 간호사의 감독 없이 운동을 할 수 있다.

관상동맥 질환이 있을 때의 운동

관상동맥은 심장근육에 혈액을 공급해 주는 3개의 동맥으로 구성되어 있다. 관상동맥이 동맥경화로 인하여 50% 이상 내경이 좁아진 상태에서 심장이 부담을 받으면 심장근육에 산소 공급이 저하되어 허혈성심질환의 원인이 된다.

관상동맥 질환이 있는 경우에는 유산소성 운동이 좋으며 역기 등의 중량 운동이나 달리기, 줄다리기 등의 무산소성 운동은 위험하므로 피해야 한다. 규칙적이고 낮은 강도의 걷기, 조깅, 수영, 고정식 자전거 등의 유산소성 운동은 좋은 콜레스테롤의 생성을 높여 줌으로써 콜레스테롤을 청소하거나 혈관벽에 윤활 작용을 하여 콜레스테롤 침착을 막는다. 따라서 협심증이나 심근경색증과 같은 관상동맥 질환을 예방하는 데 큰 효과가 있다.

운동 전후 약 10분 정도는 준비운동과 정리운동을 해서 갑작스런 운동 때문에 생길 수 있는 심장의 부담을 줄여야 한다. 또한 운동 중에 가슴 통증이 나타나거나 호흡 곤란, 어지러움, 부정맥 등이 나타날 경우는 즉시 운동을 중지하고 의사의 진찰을 받아야 한다.

협심증 환자의 경우 운동 강도가 높아지면 가슴의 통증 같은 증상이 나타난다. 이러한 증상을 피하기 위해서는 운동 검사를 통해 그런 증상을 유발하는 운동의 강도가 어떤 정도인지 정확히 파악한 뒤에 그보다 10~20% 정도 낮은 강도로 운동을 하는 것이 좋다. 초기 약 2~3개월간은 정기적으로 운동의학클리닉에서 의사, 간호사, 운동 전문가의 감독을 받으며 운동을 해야 한다.

자신의 의학적 건강 상태를 모르고 무리하게 운동을 하면 실신을 하거나 갑작스러운 죽음을 맞을 수 있다. 일반적으로 운동으로 인한 급사는 질환이 발병되어 1시간 이내에 사망하는 경우를 말한다.

운동 중에 갑작스럽게 사망하는 원인 중 가장 흔한 것은 심장근육이 커져 있거나 관상동맥에 비정상적인 이상 소견이 있을 때이다. 그밖에 동맥경화로 인해 심장에 공급되어야 할 혈액이 부족해서 나타날 수도 있으며, 손가락이나 발가락 등이 긴 경우는 강한 운동을 하

손가락이나 발가락 등이 긴 경우
대동맥의 길이가 길어서 갑작스러운 충격을 받으면 대동맥이 파열될 수 있다.

는 중에 대동맥이 파열되는 마판Marfan 증후군 때문에 급사할 수도 있다.

이와 같은 불의의 사고를 미연에 방지하려면 우선 의사의 지시에 따라 약을 복용하거나 여러 가지 처치를 한 뒤에 운동을 시작해야 한다. 일반적인 주의 사항은 되도록 따뜻한 날씨에 운동을 하고, 날씨가 추운 경우라면 옷을 따뜻하게 입고 준비운동을 철저히 해야 한다는 것이다. 특히, 갑자기 힘을 쓰는 운동이라든가 야외에서 수영을 할 때는 무엇보다 준비체조를 하는 것이 중요하다. 그리고 운동 전에 음식을 섭취했다면 2시간 정도 지난 다음 운동을 하도록 한다.

가벼운 체조를 하는 경우에도 신경을 써야 하는데, 되도록 머리가 가슴 아래로 내려가는 동작은 삼가는 것이 좋다. 머리를 가슴 아래로 내리면 머리, 안구, 흉곽

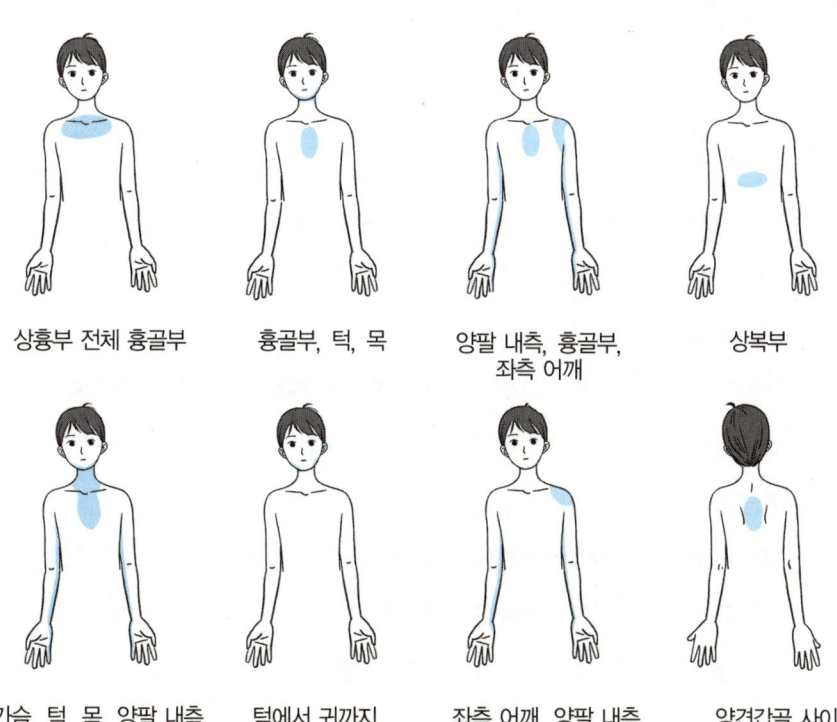

● 심근경색으로 인한 통증 부위

상흉부 전체 흉골부　　흉골부, 턱, 목　　양팔 내측, 흉골부,　　상복부
　　　　　　　　　　　　　　　　　　　좌측 어깨

가슴, 턱, 목, 양팔 내측　　턱에서 귀까지　　좌측 어깨, 양팔 내측　　양견갑골 사이

149

내의 압력이 높아지기 때문이다. 따라서 거꾸로 매달리거나 갑자기 힘에 부치는 역기를 드는 운동을 하는 것은 매우 위험하므로 피해야 한다.

심장 질환자의 병원 운동 프로그램의 예

이 운동 프로그램은 서울중앙병원 심장 재활 센터에서 경피적 관상동맥 확장 성형술 을 한 뒤 1주일이 지난 제2기 심장 질환자를 대상으로 한 프로그램이다. 개인별로 운동 부하 검사를 했으며 개인의 운동 능력에 따라 운동 프로그램을 실시한 예이다.

관상동맥 확장 성형술
좁아진 관상동맥을 풍선을 이용하여 확장시켜 혈류를 정상으로 하는 시술

운동 전 준비 사항

- 운동 전에 과식을 하거나 알코올, 커피, 홍차는 마시지 않는다.
- 편안한 운동 복장을 한다.
- 운동 전 10~15분 전에 병원에 도착한다.
- 평상시 느끼지 못한 통증이 있거나, 현재 약물을 복용하고 있거나, 혹은 약물을 바꿨을 경우는 간호사에게 알린다.
- 귀금속류는 착용하지 않는다.
- 운동 중 심장의 전기적인 전도를 측정하기 위한 전극 부착을 스스로 할 수 있도록 교육받고, 혼자서 부착할 수 있도록 한다.
- 개인 운동 기록표를 준비하고 위의 사항을 점검, 기록하도록 한다.

운동 교육에 참가한 환자는 운동복을 입고 안정 시 혈압, 맥박, 체중을 측정한다.

준비운동을 15분 정도 하고 운동 부하 검사기를 이용하여 의사나 간호사의 감독 아래, 걷기와 고정식 자전거를 25~45분간 간헐적으로 한다. 운동 중 정리운동 15분후의 혈압과 맥박을 측정하고, 운동을 마친 뒤에는 개인 운동 기록표에 운동량을 기록하고 귀가한다.

준비운동

아래 그림처럼 심장 재활 체조를 약 15분 정도 하도록 한다.

체조는 누운 자세로 다음 순서에 따라 한다. 일단 눈을 감고 마음을 편안하게 가진 다음 구령에 따라 10~15초 동안 심호흡을 한다. 다시 심호흡하며 몸의 긴장을 이완시킨다.

❶ 오른손 주먹을 쥐어 힘을 주고 왼손과 양쪽 다리는 이완시킨다(a).

❷ 왼손 주먹을 쥐어 힘을 주고 오른손과 양쪽 다리는 이완시킨다(b).

❸ 오른쪽 다리에 힘을 주고 왼쪽 다리와 양쪽 팔은 이완시킨다(c).

❹ 왼쪽 다리에 힘을 주고 그 외는 이완시킨다(d).

❺ 오른쪽 손과 발에 동시에 힘을 주며 반대쪽 팔과 다리는 힘을 뺀다(a,c).

❻ 왼쪽 손과 발에 힘을 주고 반대쪽 팔과 다리는 힘을 뺀다(b,d).

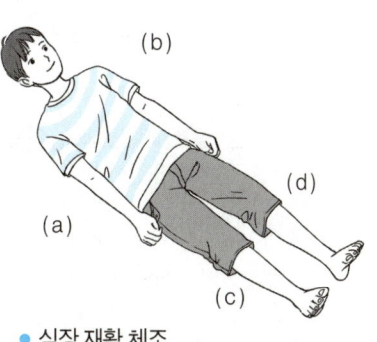

● 심장 재활 체조

이렇게 15분 정도 심장 재활 체조를 하면 체온이 높아지고 유연성이 좋아져서 근육조직에 산소를 운반해 주는 능력이 좋아지는 것은 물론 근육의 경직을 줄일 수 있다. 통증이 있는 부위나 기능이 저하된 부위는 보조운동으로 기능을 강화시킨다. 예를 들어 요통이 있을 때는 복근력을 강화시키면 된다.

심폐 지구력 증진 운동 사례

심장 재활 운동 프로그램을 만들어 트레드밀 위에서 심전도를 관찰하면서 약 25분 정도 간헐적으로 운동 을 한다. 또한 기타 운동 종목으로는 충격이 적으며 운동 시 심박수를 조절할 수 있고, 대근군 의 활동을 강화할 수 있는 걷기나 고정식 자전거 등을 한다.

운동 강도는 운동 부하 검사 결과 개인의 혈압, 심박수, 부하심전도 , 최대 산소 섭취량, 자각인지도 등을 고려해서 설정했다.

그 결과, 4주 후 환자의 운동 능력이 1~3Met 증가했으며, 5~8주 후에는 3~5 Mets정도 더 증가할 수 있도록 운동 강도를 조절했다.

운동 지속 시간은 목표 심박수의 강도로 10분 운동 후 2분 휴식하는 방법으로 4주까지는 2번 했으며 8~12주까지는 3번까지 할 수 있도록 했다.

운동 횟수는 피로가 누적되거나 상해를 예방하기 위해서 운동 의학 센터에서 1주일에 3일 정도 했으며 2일 정도는 가정에서 하도록 했다.

간헐적으로 운동
한 번에 25분을 하지 않고 5분씩 5회를 반복하거나 10분 운동을 2회하고 5분 운동을 하는 방식

대근군
대흉근, 상완, 전완, 대퇴, 하퇴, 복부근, 배부근

부하심전도
운동 중의 심장의 전기적인 흐름을 그린 그림

심박수와 건강

손목이나 주요 동맥이 있는 부위를 짚어 보면 맥박을 느낄 수 있다. 맥박이란 매회 심장이 박동하여 혈액이 동맥 속으로 들어갈 때마다 동맥계 전체에 전달되는 압력의 파동을 말한다.

심장이 박동하는 수를 심박수라고 하는데, 건강한 성인의 안정 시 심박수는 1분 동안 60~100회 정도이다.

안정 시 심박수가 분당 60회 이하인 경우는 서맥이라고 한다. 이렇게 서맥이 되는 것은 운동선수나 정상인의 경우 심장이 크고 두꺼워져서(심장의 비대) 좌심실에서 대동맥으로 한 번에 내보내는 피의 양이 많아지므로 심박수가 낮아지기 때문이다. 또한 고혈압으로 인해 테놀민 같은 베타 차단제 등의 약물을 복용할 때나, 심장 기능이 저하되어 있는 환자에게도 서맥이 나타날 수 있다.

또한 심박수가 분당 100회 이상인 경우를 빈맥이라 한다. 이것은 부정맥 등 심장 기능에 이상이 있거나 운동 부족, 과도한 흡연으로 교감신경이 흥분했을 때 나타난다. 약의 복용이나 정서적 불안 때문에 심박수가 일시적으로 증가하는 것은 심각한 문제를 초래하지는 않는다. 그러나 안정을 취하고 있을 때도 심박수가 계속 증가한다면 그 이유가 무엇이든 심장의 부담이 커진 상태이며 이때는 가슴이 두근거리거나 조금만 활동을 해도 쉽게 피로하게 된다.

또한 운동을 해서 심근이 흥분하게 되면 활동근에 산소와 영양분을 공급할 수 있도록 심박수가 증가하는데, 대략 220에서 자신의 나이를 뺀 숫자가 최대 심박수이다. 예를 들어 연령이 40세인 성인의 경우 최대 심박수가 분당 180회 정도이지만 70세 고령의 경우는 최대 심박수가 분당 150회로, 나이가 많아지면서 최대 심박수는 감소한다. 따라서 고령자의 경우는 심장이 운동할 수 있는 예비력이 적으므로 갑작스럽게 무리한 운동을 하는 것은 좋지 않다. 또한 안정 시 심박수가 평상시 보다 높은 경우는 피로하다는 몸의 신호이므로 다른 날보다 가볍게 운동을 하는 것이 좋다.

정리운동

준비운동과 같이 심장 재활 체조를 약 15분 정도 한다.

가정에서의 운동 프로그램

가정에서는 스트레칭 체조를 하거나, 고정식 자전거를 타거나, 산책 등을 할 수 있다.

가정에서 운동을 할 때에는 운동 강도를 조절하기가 어려운데, 이럴 때는 평상시 손목 부위의 요골동맥이나 목부위의 경동맥을 짚어서 1분당 심박수를 측정해 두었다가 이 심박수가 20~30회 정도 더 증가될 정도로 운동 강도를 조절하면 적당하다. 보통 10분 운동 후 2분 휴식하는 방법으로 2번 반복해서 25분 정도 한다.

정리운동은 위에서 이미 설명한 심장 재활 체조를 15분 정도 실시한다.

하루의 운동 종목과 운동 시간, 운동 시 느껴지는 자각증상 등을 기록해 놓으면 재활 클리닉에서 재처방 받을 때 도움이 되므로 반드시 작성하도록 한다.

미국의 심장 재활 센터

　　현재 우리나라의 관상동맥 질환 수술 성공률은 미국과 비슷한 수준이다. 그러나 수술 후 사회에 복귀해서 여생을 병에 걸리기 전처럼 생활할 수 있도록 해주는 재활 프로그램이 미국과 동등해지려면 많은 시설과 장비가 뒤따라야 할 것 같다.

　　예전에 미국 애틀랜타에 있는 침례병원의 심장 재활 센터를 방문했을 때, 운동 중인 환자들에게 몇 가지 물어 보니 환자들은 자신의 질병명이나 상태, 운동의 원칙(운동 종목, 지속 시간, 횟수) 등을 정확하게 알고 있었다. 또한 운동을 하다가 이상 증상이 나타나면 환자들 스스로 조깅에서 걷기로 전환하거나 멈춰 서 맥박을 측정하는 모습을 볼 수 있었다. 조깅장 벽에는 응급 상황에 누를 수 있는 벨이 있었고, 근처에 응급처치를 할 수 있는 구급상자가 놓여 있었다. 또 하나 특이한 점은 시간대에 따라 심장 재활, 당뇨 질환, 비만 등 다양한 프로그램이 마련되어 있는 것이었다. 그리고 심장 질환자는 붉은색 계통의 옷을, 당뇨병 환자는 노란색 계통의 옷을 입고 있었는데 옷 색깔로 그 환자가 가지고 있는 질병이 무엇인지 구분될 뿐만 아니라 질병의 정도에 따라 색이 연해지기 때문에 옷만 봐도 환자의 질병 상태를 쉽게 알 수 있었다.

　　그중에서도 특히 인상적이었던 것은 심장 재활 운동 시간에 9명씩 편을 갈라 매우 자유로운 분위기로 배구 시합을 하고 있었던 점이다.

한 환자가 서브를 넣자 상대편 환자가 공을 받더니 규칙에 상관없이 몇 번이고 편안한 자세로 다시 치고 있었다. 경쟁을 하는 것이 아니라 편안하게 운동을 즐기고 있었다. 우리나라 환자들에게도 미국 재활 센터의 환자들처럼 규칙이나 형식에 얽매이지 않고 운동을 하게 한다면, 운동 때문에 생길 수 있는 긴장감이나 승부욕 등이 사라지고 피로도 덜 느끼게 되어 운동이 더욱 효과적인 재활 수단이 될 수 있을 것 같다.

6

요통이 있는 사람에게
좋은 운동

요통은 선천적인 기형, 바르지 못한 자세, 잘못된 운동 기술이나 습관을 가지고 있을 때 생길 수 있다.

등의 근육은 요추_{허리 부위}를 보조하고 보호해주며, 복부 근육은 허리를 앞에서 받쳐 주고 자세를 바로 잡아주는 역할을 한다. 그런데 일상생활이나 운동 중에 허리를 갑자기 굽히거나 젖히면 허리 부위의 근육과 인대가 손상되어 허리뼈가 삐거나 근육과 인대가 바짝 긴장하게 된다.

나이가 들어가면서 요통은 더욱 자주 발생하게 되는데 그것은 근육이 약화됐기 때문이다. 그러므로 요추부 주위의 근육을 강화시키지 않으면 아주 가벼운 동작을 하다가

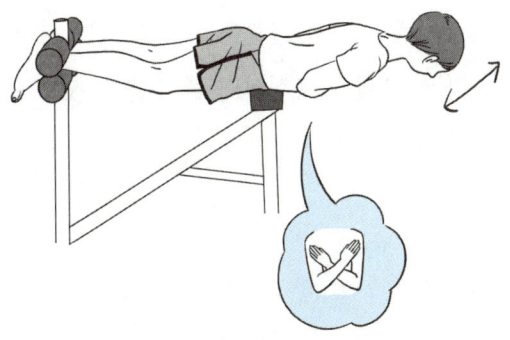

● 요통 예방을 위해서는 평상시 로만 체어 등의 운동으로 근력과 유연성을 향상시키는 것이 중요하다.

도 요통이 생길 수 있으며 결과적으로 만성 요통이 될 수 있다. 따라서 허리가 다치는 것을 예방하기 위해서는 몸통 근육을 강화해야 한다. 평상시에 스트레칭 체조와 윗몸일으키기, 로만 체어 등의 운동으로 근력과 유연성을 향상시키는 것이 중요하다.

건강한 허리를 위한 생활

건강한 허리를 위해서는 이와 같은 근육 강화 운동도 필요하지만 무엇보다 허리를 다치지 않게 하기 위해서 평상시에 주의를 기울여야 한다.

예를 들어 자동차 트렁크에서 물건을 꺼낼 때는 무릎을 굽혀서 꺼내고, 양말을 신거나 바지를 입을 때는 의자에 앉아서 한다. 또 의자에 앉을 때에도 의자 깊숙이 앉아서 등을 곧게 펴고 발은 약간 펴는 것이 좋고, 잠을 잘 때는 옆으로 눕거나 반듯하게 누워서 다리에 베개나 담요 등을 괴고 잔다. 의자에 앉아서 장시간 일을 할 경우는 양발을 번갈아 한쪽씩 높이 해서 앉고 팔꿈치는 책상 위에 올려 놓아야 한다. 걸을 때에는 배를 앞으로 내밀지 말고 복부에 자연스럽게 약간 힘을 준 상태에서 허리를 곧게 펴고 걸어야 한다.

가벼운 요통 질환을 가지고 있는 사람들은 꾸준히 운동을 하고 위에서 설명한 대로 생활을 조심하면 좋아질 수 있으므로 너무 지나친 염려는 하지 않는 것이 좋다.

❶ 의자에 앉아 있을 때

의자에 앉을 때는 엉덩이를 의자의 뒤쪽으로 깊숙하게 붙이고 허리를 편 상태로 앉아야 한다.

❷ 바닥에서 무거운 물건을 들어 올릴 때

바닥에서 물건을 들어 올릴 경우 앉아서 물건을 몸에 바짝 붙인 다음 들어 올린다.

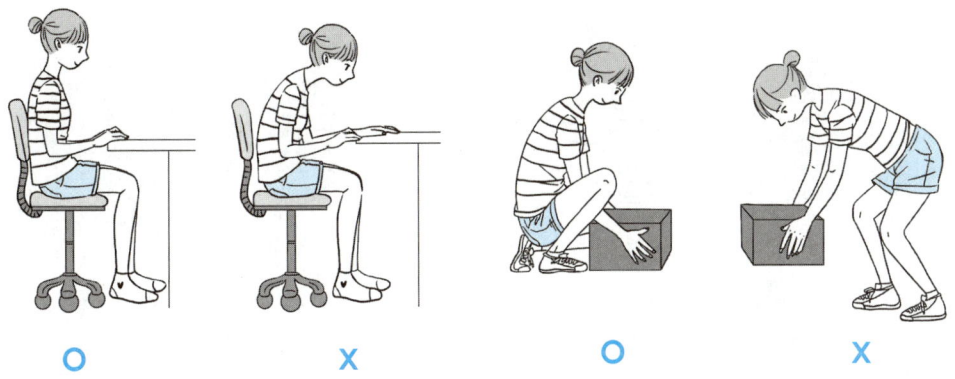

❸ 누워 있을 때

다리를 높게 하는 것이 좋으며, 태아의 자세처럼 옆으로 눕는 것도 좋다.

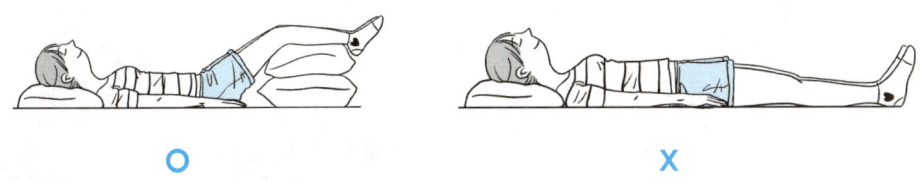

159

❹ 서서 일할 때

장시간 서 있는 경우는 한쪽 다리를 약간 높게 하여 교대로 올리는 것이 좋다.

❺ 걸을 때

배를 내밀고 걸으면 척추뼈가 충격을 받아 요통의 원인이 된다. 따라서 배를 넣고 걷는다.

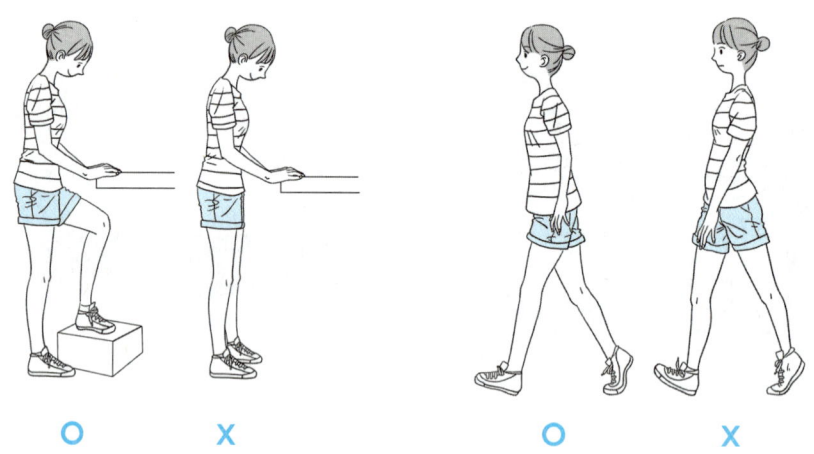

❻ 무거운 가방을 운반할 때

무거운 가방을 운반할 경우 양손을 교대로 사용하여 허리가 한쪽으로 휘지 않도록 한다. 무게를 비슷하게 나눠 양손에 하나씩 드는 것이 가장 좋다.

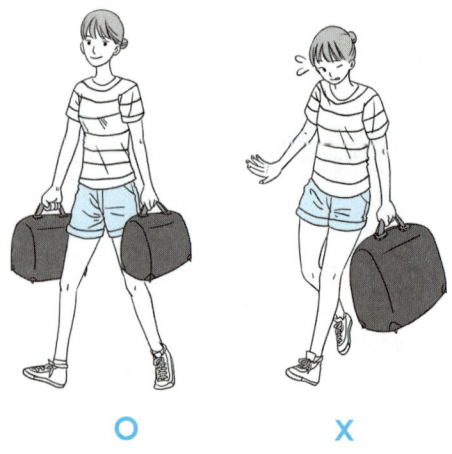

160

❼ 선반에서 무거운 물건을 내릴 때

선반 위에 있는 물건을 올리거나 내릴 때는 받침대를 이용하거나 허리를 반듯하게 펴야 한다.

❽ 물건을 안아서 운반할 때

물건을 안아서 운반할 때는 몸에 붙여서 들고 이동하는 것이 허리에 부담을 주지 않는다.

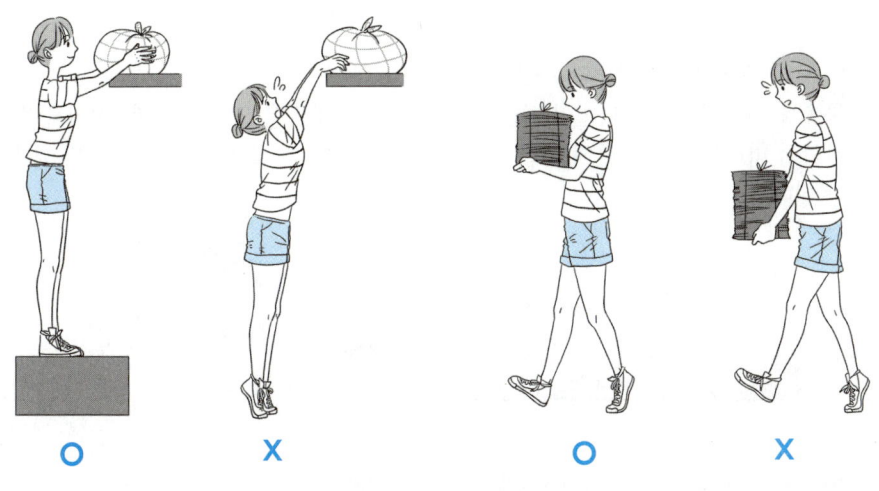

O   X   O   X

❾ 양말을 신을 때나 바지를 입을 때

양말을 신을 때나 옷을 입을 때는 되도록 의자나 바닥에 앉아서 한다. 서서 양말을 신으면 무게 중심이 불안정해서 넘어질 수 있다.

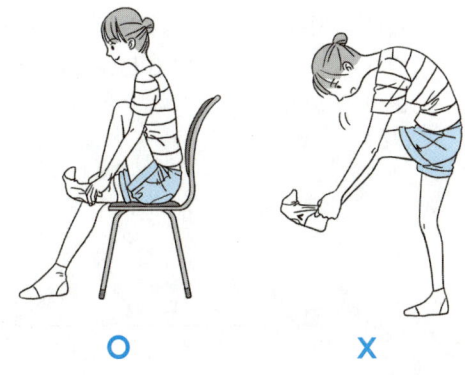

O   X

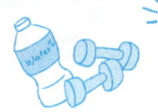

❶ 허리 들기(복근을 펴줌)

무릎을 구부리고 누워서 발바닥을 바닥에 붙이고 양손은 옆에 놓는다. 허리를 반듯이 하면서 엉덩이를 들어준 뒤 그 자세를 유지한다.

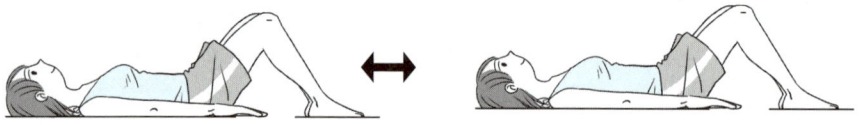

❷ 부분 윗몸일으키기(복근 강화)

무릎을 구부리고 누워서 발바닥을 바닥에 붙이고 양손은 옆에 놓는다. 허리를 반듯이 하면서 머리와 허리를 들어 올린 뒤 자세를 유지한다. 동작을 하는 동안 등을 구부리면 안 된다.

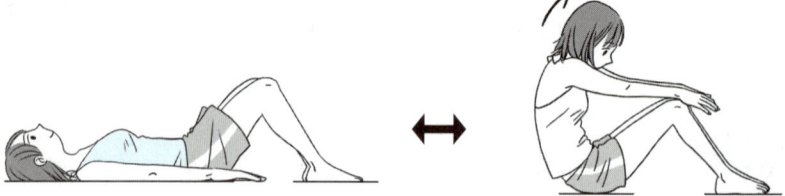

❸ 누워서 다리 굽혔다 펴기(허벅지, 엉덩이, 허리근육 강화)

무릎을 구부리고 누워서 발바닥을 바닥에 붙이고 양손은 옆에 놓는다. 무릎을 구부린 채로 다리를 들어 올린 다음 두 손으로 끌어 안아 가슴 쪽에 붙인다. 잠시 자세를 유지 했다가 다리를 천천히 내리고 근육을 이완시킨다. 동작을 하는 동안 등과 허리를 구부 리면 안 된다.

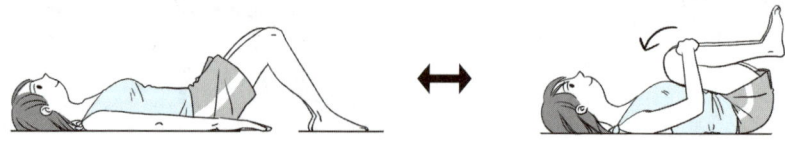

162

❹ 엎드려 누워 다리 올리기(허벅지, 엉덩이, 허리 근육 강화)

팔에 얼굴을 대고 엎드려 눕는다. 오른쪽 다리를 너무 높지 않게 천천히 들어 올려 그 자세를 유지한다. 천천히 내린 뒤 다른쪽 다리를 들어 올린다. 좌우 교대로 반복한다.

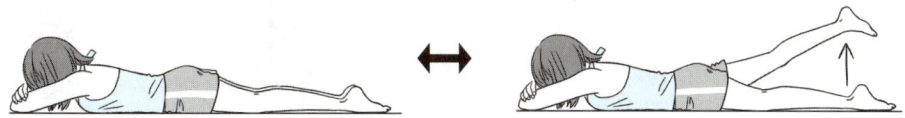

❺ 가슴을 다리에 붙이기(허리 근육, 복근, 다리 근육을 펴줌)

바닥에 손바닥과 무릎을 대고 구부린다. 어깨를 바닥에 붙이면서 천천히 발꿈치 위로 앉아 그 자세를 유지한다.

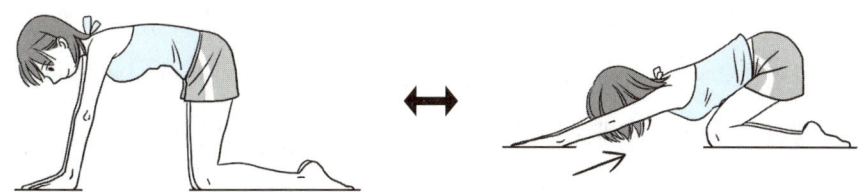

❻ 고양이, 낙타 등 만들기(허리 근육, 복근, 다리 근육 강화)

바닥에 손바닥과 무릎을 대고 구부린 뒤 등을 고양이 등처럼 둥글게 구부린다. 그 자세로 잠시 멈췄다가 등을 다시 낙타 등처럼 처지게 만든다. 동작을 하는 동안 팔을 굽히지 말아야 한다.

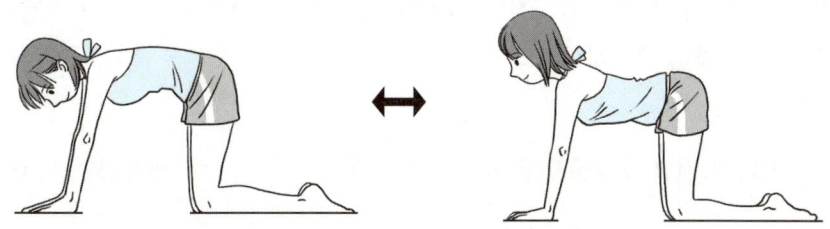

요통을 일으키는 질환

요통을 일으키는 질환으로 척추측만증이 있는데, 척추측만증이란 척추가 정중앙의 축으로부터 한쪽으로 휘거나 회전이 일어나서 변형된 것을 말하며, 병이라기보다는 기형이라고 볼 수 있다.

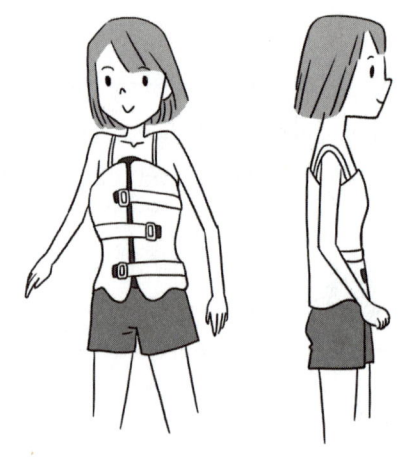

● 척추측만증 환자의 보조기 착용

척추측만증은 일반적으로 성장이 빠른 14세 이전에 주로 발생하며 여자가 남자에 비하여 3~5배 많은 것으로 알려져 있다. 그리고 우리나라 중고생들 중 4.68%_남 0.74%, 여 6.43%가 유전과 생활 습관 이상, 과도한 운동 등으로 인해 척추측만증이 생긴 것으로 보고되고 있다.

척추측만증은 조기에 발견하면 대부분 물리요법이나 보조기 착용 등의 보존적인 방법으로 치료할 수 있으며 수술은 필요하지 않다. 자세가 나빠서 척추측만증이 생긴 경우에는 자세를 바르게 바꾸면 어느 정도 교정이 될 수 있다.

척추의 변형 정도가 20도 이내라면 운동을 하면서 3~6개월 마다 세밀히 관찰해야 한다. 물론 운동만으로는 구조적 변화를 줄이지는 못하지만 자세를 바르게 하고 척추의 유연성을 유지해주는 것은 매우 중요하다.

운동요법으로는 우선 사세 교정을 위한 체조를 아침, 저녁으로 한다. 그밖에 약 3분 정도 철봉에 자연스럽게 매달리거나 바른 자세로 허리 부위 근력 증진 운동을 하는 것도 중요하다.

그러나 적절한 운동요법을 하는데도 만곡활처럼 굽은 상태이 계속되면 보조기를 착용하는 등 보다 적극적인 치료가 필요하다. 보조기는 골반부를 받쳐 주고 위아래로 당기는 교정일 뿐 아니라 돌출부를 옆에서 패드로 누르는 교정력이 있으므로 도움이 된다.

보조기는 목욕과 운동 시간을 제외하고는 항상 착용해야 한다. 보조기를 착용했다 하더라도 일상생활에는 거의 지장이 없으며 운동도 할 수 있다. 점차 휘었던 척추 부위가 교정이 되면 교정 정도에 따라 앞뒤의 받침은 높이고 옆의 패드는 더 조여 준다.

증상이 좋아져서 보조기 착용이 필요 없다고 생각되더라도 갑자기 보조기를 풀지 말고 서서히 시간을 두고 점차 착용 시간을 줄여 나가는 것이 중요하다.

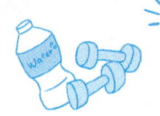
❶ 팔 뻗어 허리 굽히기

바로 선 채 왼손은 허리에 대고 오른손을 위로 들어서 왼쪽 옆으로 굽힌다. 다음 두 손을 위로 들어서 왼쪽 옆으로 굽힌다. 반대 방향으로 교대로 실시한다. (구부린 상태에서 30초간 지속)

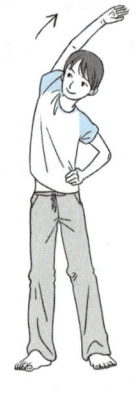
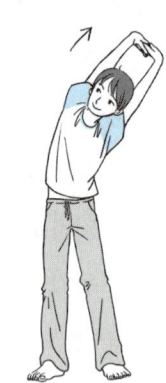

❷ 달리기 자세에서 다리 펴기

오른 다리는 가슴 앞쪽으로 뻗고 왼쪽 다리를 뒤로 쭉 펴서 엉덩이와 뒤 허벅지가 당기도록 중심을 밑으로 보낸다. 그 다음 왼쪽 다리를 오른 다리 위로 올려놓고 오른 발끝을 앞쪽으로 당기면서 가슴에 닿도록 한다. 반대방향으로 교대로 실시한다. (30초간 지속)

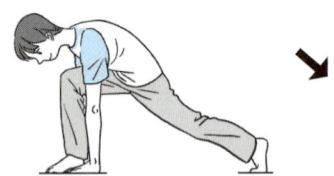
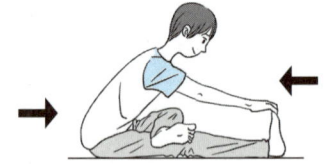

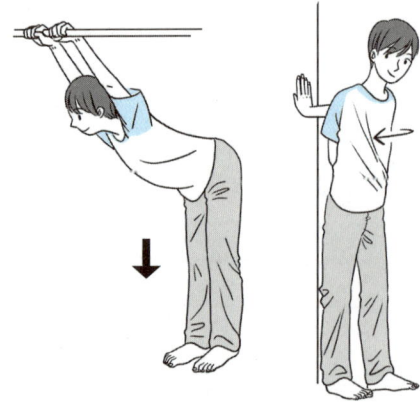

❸ 봉 잡고 허리 누르기

벽 또는 철봉을 두 손으로 잡고 등을 편 상태에서 어깨에 힘을 빼고 밑으로 누른다. 다음 오른손으로 뒤쪽의 철봉 또는 벽을 잡고서 몸통과 고개를 왼쪽으로 틀어준다. 반대 방향으로 교대로 실시한다. (30초간 지속)

❹ 누워서 팔다리 늘이기

바로 누운 자세에서 두 팔을 머리 위로 올리고 두 다리는 곧게 펴서 위, 아래 방향으로 늘인다. 다음 바로 누운 자세에서 두 팔을 위로 올리고 두 다리는 곧게 펴서 오른팔 왼발을 위, 아래 방향으로 늘인다. 반대 방향으로 교대로 실시한다. (30초간 지속)

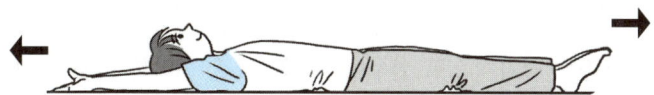

❺ 엎드려서 팔 펴고 어깨 누르기

두 무릎을 구부리고 상체를 엎드린 자세에서 오른쪽 어깨를 밑으로 또는 뒤쪽으로 누른다. 다음 두 무릎을 구부리고 손가락이 무릎쪽을 향하도록 바닥을 짚어 등을 곧게 편 다음 중심을 뒤쪽으로 이동한다. (30초간 지속)

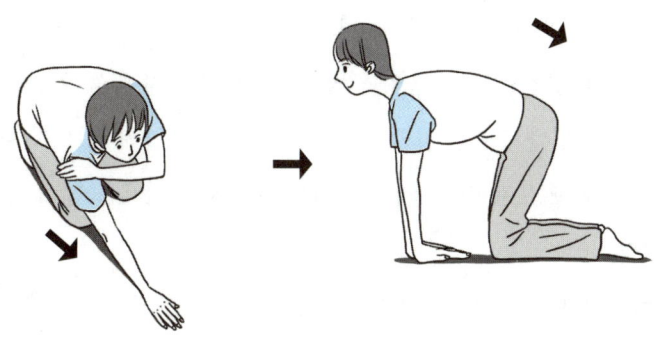

척추측만증인 여학생

어느 날 사춘기 때 척추측만증을 앓아 정형외과에서 치료를 받았던 여학생이 찾아왔다. 몇 가지 질문을 해보니 고등학교 때부터 자신도 모르게 허리가 휘었다고 했다.

척추측만증은 일차적으로 실루에터라는 측정 장비를 이용해 자세의 불균형이 어느 정도인지 검사하며, 그 결과가 연령과 성별에 따른 표준치를 벗어날 경우 방사선 촬영을 하여 진단하게 된다.

우선 실루에터를 이용해 그 여학생의 체형을 검사한 결과 정상 범위를 많이 벗어나 있었다. 그래서 척추측만증에 대한 교정 운동으로 손을 뻗어 허리 굽히기, 달리기 자세에서 허리 누르기, 봉 잡고 허리 누르기, 엎드려서 팔 펴고 어깨 누르기 등의 자세 교정 체조를 가르쳐 주었다. 그리고 올바른 걸음걸이와 힘 빼고 철봉 매달리기, 벽에 똑바로 등 붙이고 서기, 물건을 들어 올리는 방법, 잠잘 때의 자세 등 일상생활에서 지켜야 할 생활 습관을 알려주고 꾸준히 운동을 할 수 있도록 했다. 이후 그 여학생은 체형이 정상적이지는 않았지만 자세는 많이 좋아지게 되었다.

얼마 지나서 그 여학생에게 전에 같은 증상으로 운동을 한 적이 있는 다른 선배 여학생을 소개해 주었다. 처음 병원을 찾았을 때는 정서적으로 매우 불안해 보였지만, 선배 언니의 보살핌으로 정신적인 안정을 되찾게 되었고 그 후에 미술대학에도 진학했다는 소식을 듣게 되었다.

기타 질환이 있는 사람에게 좋은 운동

빈혈이 있을 때의 운동

빈혈은 적혈구 세포의 수 또는 적혈구가 함유된 헤모글로빈˙의 양이 부족한 상태를 말한다.

빈혈은 특수한 질병이 아니라 특정한 증세를 의미한다. 빈혈은 우리 몸이 혈액으로부터 충분한 산소를 공급받지 못하게 하기 때문에 인체의 기능이 약화되어 나타나는 증세이다. 그러므로 휴식을 취하는데도 어지러움이나 무력감, 피로감, 두통 등의 증세가 나타나고, 운동을 할 때는 쉽게 피로감을 느끼며 맥박이 빨라지거나 숨이 차게 된다.

특히, 신장 기능의 저하로 인하여 뇨단백이 검출되는 경우에는 단백질 부족으로 단백질과 철분의 결합이 저하되어 헤모글로빈이 부족해진다. 따라서 악성 빈혈이 올 수 있으므로 치료 후에 운동을 하는 것이 좋다.

운동선수의 경우는 운동으로 인하여 적혈구가 많이 파괴될 수 있는데˙, 새롭게 만들어지는 적혈구의 양이 파괴된 양보다 적을 때 빈혈이 생긴다. 운동선수가

헤모글로빈

철분이 들어 있는 색소와 단백질의 화합물. 헤모글로빈의 적혈구 등에 들어 있는데 산소와 쉽게 결합하여 산소를 조직으로 나르는 역할을 한다.

적혈구 파괴 원인

❶ 방광의 부종
❷ 발바닥 충격
❸ 비장의 충격
❹ 근육의 수축으로 혈관 내 적혈구 파열

조혈제

적혈구나 헤모글로빈을 증가시켜 빈혈을 치료하는 약. 철분제제

폐기종

폐포가 현저하게 커지고 폐가 지속적으로 확장되는 병. 호흡곤란, 기침 따위의 증세를 보인다.

노력 호기량

숨을 최대한 들이마신 뒤 강하게 내뱉었을 때 많은 양의 숨이 나오면 정상이고, 양이 적으면 천식 등 호흡기 질환이 있다는 뜻이다.

빈혈이 있으면 기록이 향상되지 않고 결국은 트레이닝을 연속적으로 할 수 없게 된다. 또한 안면이 창백하거나 피부가 건조해지는 등의 증상도 나타날 수 있다. 그러나 잘 훈련된 선수는 스스로 빈혈이 있다는 것을 느끼지 못할 수도 있는데, 그것은 훈련에 의해서 신체 기능이 떨어지는 것을 어느 정도는 막을 수 있기 때문이다.

빈혈이 있는 사람들을 위한 운동 종목으로 좋은 것은 집안에서 음악을 들으며 하는 러닝머신이나 고정식 자전거 등이다. 10분 정도 한 후에는 3분 정도 휴식을 취하는 것을 3회 정도 반복하는 것이 좋다. 또한 운동을 할 때 빈혈로 인한 무력감이나 피로감이 심하게 나타나는 경우가 있는데 이때는 종합 아미노산 비타민이나 철분, 비타민 B_{12}와 같은 조혈제를 복용하는 것이 좋다.

호흡기 질환이 있을 때의 운동

호흡기 질환은 만성 기관지염, 기관지 천식, 폐렴, 폐기종, 결핵 등 폐에 관련된 질병을 말한다.

170

호흡기 질환자들은 폐활량, 노력 호기량˙ 등이 정상인의 70%도 채 안 된다. 그러므로 다른 질환의 운동 방법과는 달리 지속적으로 운동하는 것보다는 간헐적으로 하는 것이 바람직하다. 예를 들어서 걷기나 수영, 고정식 자전거 등의 운동을 할 경우에는 5분 운동 후 1분 휴식하는 방법으로 4번 정도 반복하는 것이 좋다. 운동 능력이 향상되면 10분 운동 후 2분 쉬고 2회 반복하는 운동 방법이 필요하다.

운동을 규칙적으로 하면 호흡곤란 등의 증상은 줄어들면서 운동 능력이 향상된다. 천식의 경우에는 기관지 확장 효과를 얻을 수 있다. 하지만 운동 때문에 천식 증상이 나타날 수도 있는데 이것을 '운동 유발성 천식'이라고 한다. 이런 증상이 나타나는 사람은 차가운 공기에서는 운동을 삼가고 운동 전에 기관지 확장제를 흡입하거나 운동 전후에 2컵 정도의 물을 마시면 운동 유발성 천식을 어느 정도 예방할 수 있다.

알·고·합·시·다

대기오염과 운동

최근에는 대기오염과 운동에 대한 관심이 많아지고 있는데, 일반적으로 오존 수치는 정오에 최고치를 보이며 해가 뜨기 전이나 해가 진 뒤에 감소한다. 반면 일산화탄소나 이산화황은 아침과 저녁의 출퇴근 시간에 최대치에 다다른다. 또한 계절적으로는 오존이 여름과 초가을에 가장 높은 경향을 보이는데 비해 일산화탄소와 이산화황은 겨울에 최고치에 이른다. 따라서 도심에서는 해 뜨는 시간을 전후로 해서 출퇴근 시간이 시작되기 전의 새벽이 운동을 하기에 가장 적합하다.

위장병이 있을 때의 운동

규칙적인 운동을 하면 위 질환 때문에 나타나는 증상들이 호전되며 비만인 경우는 체중이 줄고 야윈 사람은 체중이 증가하는 것을 볼 수 있다.

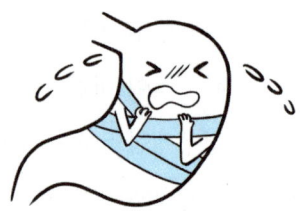

위산 과다 분비로 속이 쓰리거나 위궤양, 십이지장궤양 등이 생기면 활발하게 일상생활을 하기 어렵고, 생활의 의욕이 떨어지게 된다.

운동은 대사 활동을 원활하게 해서 섭취된 음식물이 에너지로 잘 전환될 수 있게 해주므로 위에 음식물이 오래 남아 있지 않게 한다. 이때는 적당하고 과격하지 않은 빨리 걷기, 야외 골프, 고정식 자전거, 수영 등의 유산소성 운동과 윗몸 일으키기, 앉아서 다리 들어올리기 등의 복근 강화 운동이 특히 효과적이다.

또한 위장이 약한 사람은 음식을 먹은 뒤 바로 운동하는 것은 금물이므로 식후 2시간 이상 지나서 운동을 하는 것이 바람직하다.

신장 질환이 있을 때의 운동

신장은 체내에 필요한 물질은 배설되지 않도록 하고 불필요한 물질은 배설하게 만드는 등 여러 가지 물질대사를 조절하며 혈액순환을 촉진하는 기능을 한다. 따라서 신장 기능이 떨어지면 체내에 노폐물이 축적되어 빈혈, 피로감, 구토, 식욕부진, 호흡곤란은 물론 팔과 다리에 경련이 일어나고 밤에는 소변을 자주 보는 증상이 나타나기도 한다.

신장병 환자가 운동을 하고자 할 때에는 약물치료와 식이요법을 같이 행해야 한다. 또한 운동 부하 검사를 통해 자신의 운동 능력을 먼저 알아보고 자신이 할 수 있는 능력의 한계 범위에서 운동을 하는 것이 중요하다.

일반적으로 신장 검사를 해서 칼륨의 수치가 5mg/dl 이하인 경우는 운동을 해도 되지만 그 이상일 경우는 운동을 피해야 한다. 과격하게 운동을 하면 오히려 몸에서 수분이 많이 빠져나가서 심장과 폐에 무리를 줄 수 있다. 따라서 격렬한 운동보다는 걷기나 의자에 앉아서 하는 고정식 자전거 타기, 수영 등 큰 근육을 리듬 있게 움직이는 운동을 규칙적으로 하는 것이 좋다.

신장 투석 치료를 받고 있는 환자의 경우는 투석을 받지 않는 날 운동을 하는 것이 좋으며, 일주일에 3일 정도가 적당하다. 운동의 강도는 운동을 하면서 옆 사람과 자연스럽게 이야기를 할 수 있는 정도면 된다. 또한 30분 정도 운동을 했다면, 너무 욕심을 내지 말고 휴식을 취하는 것이 바람직하다. 그리고 운동을 한 다음 1시간이 지났는데도 계속 피로가 느껴진다면 운동량이 본인의 체력보다 많은 것이므로 운동 시간을 줄이거나 아니면 휴식 시간을 늘려야 한다.

규칙적으로 꾸준히 운동을 하면 혈액순환이 활발해져서 빈혈을 예방할 수 있는 것은 물론 혈압을 조절해주고 불면증을 완화시켜 준다. 또한 운동은 소화를 돕고 우울, 불안, 적개심 등의 심리적인 불안정 상태를 개선하는 효과도 있다.

간 질환이 있을 때의 운동

간은 우리 몸의 대사 작용에 필요한 여러 가지 기능을 담당하고 있으며, 대부분의 영양소가 간을 거쳐 저장되거나 필요한 다른 부분으로 보내진다. 또한 간은 약물이나 음식물과 함께 들어오거나 체내에서 만들어진 독소를 해독하며, 담즙을 만들어 지방의 소화를 돕기도 한다.

과음을 할 경우에는 독성 물질이 간에 염증을 일으키거나 간세포를 파괴한다. 이렇게 간 기능이 저하되면 섭취한 지방이 이동하기 쉬운 형태로 바뀌지 못하고 그대로 간에 쌓여서 지방간이 되기도 한다.

운동선수의 섭취 열량

운동을 할 때는 운동 종목과 지속 시간에 따라 각각 다른 열량이 필요하다. 활동을 위한 열량은 우리가 섭취하고 있는 식품이나 체내에 저장되어 있는 에너지로부터 얻을 수 있다.

탄수화물은 무산소성 운동과 유산소성 운동을 할 때 근육에서 에너지로 사용된다. 만일 글리코겐이 많이 저장되어 있지 않으면 지속적으로 피로를 느끼게 되며 운동을 할 수 있는 능력이 떨어져 상해나 질병에 걸리기 쉽다.

일반적으로 영양 계획을 세울 때는 에너지와 영양이 균형을 이룰 수 있도록 해야 한다. 즉 단백질, 탄수화물, 지방, 무기질, 비타민, 수분, 섬유소를 소화할 수 있는 능력을 고려해야 한다.

에너지 요구량은 기초 에너지 요구량과 추가 에너지 요구량을 더한 값이다.

기초 에너지 요구량

활동을 위해서는 보통 체중 1kg당 1시간에 1.3Cal가 필요하므로 체중이 70kg인 선수의 1일 요구량은 1.3×70×24시간=2,184Cal이다. 따라서 약 2,200Cal가 된다.

추가에너지 요구량

운동을 할 경우 체중 당 8.5Cal가 필요하므로 체중이 70kg인 선수가 2시간 운동을 한다면 선수의 추가에너지 요구량은 70×8.5×2=1,190Cal로서 약 1,200Cal가 된다. 따라서 1일 에너지 요구량은 2,200Cal+1,200Cal이므로 1일 약 3,300Cal를 섭취해야 한다.

일반적으로 식품에서 얻을 수 있는 열량은 탄수화물 1g당 4Cal, 지방은 9Cal, 단백질은 4Cal이다. 식사는 57%의 탄수화물, 30%의 지방, 13%의 단백질이 들어 있으면 적당하다. 따라서 몸무게가 70kg인 선수가 1일 3,300Cal의 열량을 얻으려면 탄수화물은 490g, 지방은 110g, 단백질은 110g을 섭취하면 된다.

이전에는 간 기능이 떨어져 있을 때 운동을 하면 피로가 누적된다고 해서 운동을 금지시켰으나, 연구에 의하면 가벼운 운동은 오히려 체력의 증진을 가져와 피로 회복에 도움이 된다고 한다. 지방간의 경우에는 간 기능 혈액검

IU/L

International Unit/Lite : GPT 의 정상 범위는 5~40이며 이에 따른 단위는 IU/L이다.

사 수치인 GPT가 100IU/L 로 떨어진 뒤에 운동을 하도록 하며, 지방간 급성기에는 낮은 강도의 운동을 해야 한다. 경쟁적인 운동은 간 기능이 정상이 될 때까지 하지 않는 것이 좋고 만성적인 간 질환이라면 규칙적인 운동이 어느 정도는 필요하다.

지방간으로 간 기능이 저하되어 있는 경우는 술을 마시지 않는 것이 원칙이다. 또 운동을 했더라도 그 뒤 술을 마시거나 안주를 많이 먹게 되면 운동량보다 섭취량이 많아져서 운동 효과를 얻기가 힘들고 질환이 계속된다. 운동과 식이요법을 병행하여 이상적인 체중을 유지하도록 해야 하고, 운동량은 처음부터 무리하지 말고 단계적으로 증가시키는 것이 바람직하다.

집에서 할 수 있는 운동으로는 고정식 자전거나 러닝 머신 등의 운동이 좋으며, 아침에 일어나 야산을 오르거나 공원을 산책하는 것도 좋다. 운동 횟수는 하루에 30분에서 50분 정도씩 1주일에 5일 정도 하는 것이 좋다.

간 기능이 떨어져 있거나 급성 간염이 있는 환자는 낮은 강도로 운동을 하더라도 회복이 늦다. 따라서 운동 후 1시간 정도가 지났는데도 운동 때문에 계속 피로하다면 운동 시간과 강도를 낮추어야 한다.

관절염이 있을 때의 운동

운동은 관절의 연골과 관절 주위의 인대나 근육을 강하게 해주고 뼈에 칼슘을

축적해준다. 따라서 나이가 많아지면서 생길 수 있는 관절통이나 퇴행성관절염, 골다공증 등을 예방하는 데 도움을 준다. 이런 질병들을 예방하고 치료하기 위한 운동으로는 수영, 고정식 자전거, 실내에서 노 젓기, 걷기 등이 있으며 이러한 운동 종목은 관절 부위에 주는 충격이 적어 안전하고 효과적이다.

걷기는 부드럽고 편안한 운동화를 신고 발뒤꿈치, 발바닥, 엄지발가락 순서로 바닥에 닿도록 자연스럽게 걷는다. 자신의 키에서 100cm를 뺀 숫자가 자신의 보폭이므로, 거리를 환산해서 처음에는 25분 정도 걷고 8개월 정도 지나면 걷는 시간을 45분 정도까지 늘리는 것이 바람직하다.

반면 달리기나 뛰기처럼 충격이 큰 운동이나 테니스, 축구처럼 동작을 갑작스럽게 변화시켜야 하는 운동은 피하는 것이 좋다.

관절을 보호하기 위해서는 유연성이 필요한데, 유연성을 위해서는 스트레칭 체조나 근력 강화를 위한 운동 다리 뻗고 눌러주기, 레그컬, 레그 익스텐션 등을 하는 것이 중요하다. 또한 평상시에 눕거나 앉아서 생활하는 시간을 최대한 줄이고, 가까운 거리는 직접 걷거나 무리가 가지 않는 집안일은 본인이 직접 하는 것도 좋은 생활 습관이다.

단, 평상시에 통증이 느껴지거나 류마티스성 관절염이 급성기일 때는 운동을 하지 않는 것이 좋다. 그리고 진통 소염제를 복용하는 경우에는 통증을 느끼지 못하기 때문에 자신도 모르게 무리한 운동을 해서 질환을 악화시킬 수 있으므로 운동 강도를 잘 조절해야 한다.

골다공증이 있을 때의 운동

골다공증은 뼈의 무기질과 단백질이 줄어들어 뼈의 밀도가 줄어드는 증상으로, 주로 여성이 50세를 전후로 폐경을 맞으면서 여성 호르몬인 에스트로겐의 분비가 중단되어 뼈의 밀도가 감소해 생기는 질환이다. 골다공증은 여성뿐만 아니라 노인, 칼슘의 섭취가 부족한 사람, 몸이 지나치게 야윈 사람, 젊었을 때 운동을 하지 않는 사람 등에게서도 잘 나타난다.

고관절
골반의 바깥쪽 아래에 있는, 궁둥이뼈의 일부인 오목한 부분인 비구에 대퇴골의 머리가 물려서 된 관절

골다공증 환자는 골절이 일어날 때까지는 대개 아무런 증상이 없지만 척추, 골반, 고관절, 손목 등에 골절이 일어나면 치료도 잘 안되고 사망률도 급격히 증가한다. 골다공증으로 판명이 되면 우선 술, 짠 음식, 커피 등을 피하고 적정량의 칼슘 섭취와 규칙적인 운동을 하는 것이 중요하다.

골다공증이 있는 경우는 골밀도가 매우 감소되어 있으므로, 걷기를 하더라도 물을 담은 페트병 2개를 배낭에 넣어 등에 메고 운동을 하는 것이 바람직하다. 체조를 하는 경우에도 반동을 주거나 과도하게 구부리고 펴는 운동을 삼가야 한다. 따라서 반동 없이 자연스럽게 펴는 스트레칭 체조를 천천히 실시해야 한다. 근육을 신전시키는 경우는 호흡을 자연스럽게 하고 호흡이 자연스럽지 않을 경우에는 운동 범위를 줄여서 해야 한다.

또한 현재 골다공증 질환이 없다 하더라도 50세 이후의 여성은 1주일에 3~5회 정도, 하루에 30분에서 45분 정도 운동을 하고 정기적인 골밀도 검사를 통해서 자신의 뼈의 밀도를 알아보는 것이 바람직하다.

골다공증을 예방하기 위한 운동으로는 빨리 걷기, 조깅, 자전거, 계단 오르기, 줄넘기 등이 좋으며 칼슘 흡수를 좋게 하기 위해서는 아령이나 모래주머니 등을 이용한 운동을 하는 것이 좋다. 또 우유나 멸치 등 칼슘이 풍부한 음식을 많이 섭취해서 체내의 칼슘 흡수를 도와주어야 한다.

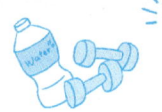
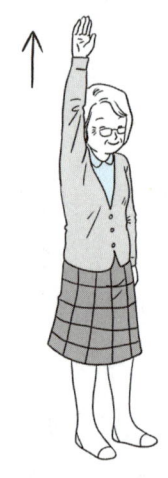

손끝을 최대한 위로 올려
허리에 힘이 가도록 한다.

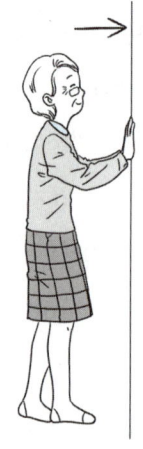

허리에 힘이 가도록
손으로 벽을 민다.

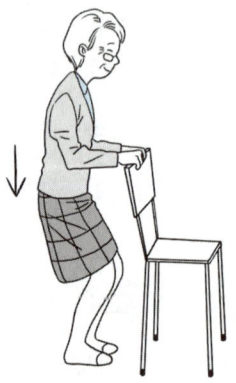

허리를 펴고 무릎을 약간 구부린다.

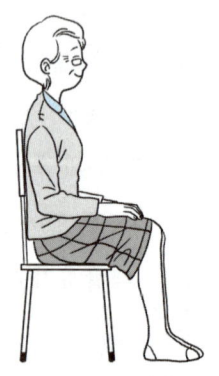

허리를 세운 자세에서
의자에 앉는다.

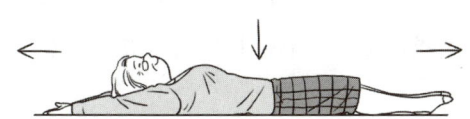

손과 발끝을 펴고 힘을 주어 아랫배를 넣는다.

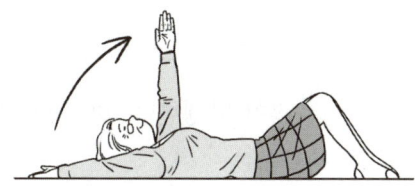

양팔을 머리 위에서 가슴 쪽으로 번갈아 올린다.

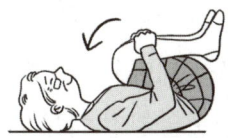

양손으로 무릎을 잡고 가슴까지 당긴다.

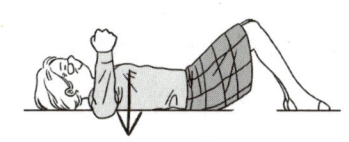

팔꿈치를 수직으로 하여 바닥을 누른다.

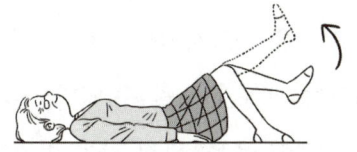

무릎을 굽힌 자세에서 발을 올리고 내린다.

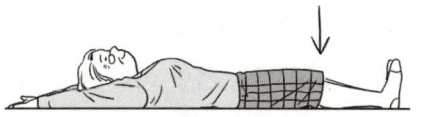

어깨, 엉덩이, 발 뒤꿈치, 무릎에 힘을 주어
바닥에 누른다.

179

류머티즘성 관절 질환이 있을 때의 운동

류머티즘성 관절염

류머티즘성 관절염은 만성 관절염의 원인 중 퇴행성 관절염 다음으로 흔히 발생하는 전신 질환(신체의 여러 부위 관절에서 통증이 발생되는 질환)이다. 어느 연령대에서나 발생할 수 있지만 40~60세 사이에서 가장 흔하며 남성보다 여성에게서 약 두 배가량 더 많이 발생한다. 하지만 50세 이후에는 성별에 따른 차이가 크게 나타나지는 않는다.

관절염이 있을 때에는 수영을 하면 좋다. 수영은 전신을 사용하는 운동이므로 체내 산소 공급이 원활히 될 수 있도록 해주는 좋은 운동이다. 그리고 관절염이 있을 때는 관절 질환에 따른 부분적인 체조(41~45쪽 스트레칭 체조 참고)를 하도록 한다.

견관절(어깨뼈)주위염

50세쯤에 흔히 나타나는 원인 불명의 어깨 통증으로서 대다수는 노화에 의한 것이 많고 소위 견갑부 관절통이라고 한다. 견갑부 관절통은 관절 자체보다 주위 조직에 문제가 있는 경우가 많으므로 학문적으로는 견갑부 주위염이라 한다.

견갑부 관절통이 심한 경우는 영구적으로 회복되지 않는 경우도 있으나 대부분의 환자들은 치료를 하지 않더라도 수개월 내지 수년 동안에 걸쳐서 부분적으로 혹은 완전히 회복된다. 따라서 대부분의 사람들은 이 질환을 가볍게 생각하는 경향이 있다.

견갑부 관절통의 초기 치료 목표는 통증과 염증을 완화시키는 것이다. 운동과 물리치료를 같이 하면 이런 치료 목표를 성취하는 데 도움을 줄 수 있다. 진자 운동(팔을 좌우, 상하로 흔드는 운동)과 손가락으로 벽 기어오르기 운동, 관절 가동 범위 운동 등과 같은 능동 보조 운동을 하루에 15분 내지 30분 정도를 해야 한다.

수동 운동(다른 사람이 운동을 시켜주는 것)은 여러 가지 장점이 있다. 특히, 다른 사람의 도움을 받아 완만한 수동 동작을 하면 통증도 줄을 수 있고 관절이 움직일 수 있는 범위도 늘릴 수 있다. 견관절을 부드럽게 하기 위해서는 스트레칭 체조를 하면 통증을 완화할 수 있다.

신경통이 있을 때의 운동

신경통은 남성에게도 발병하지만 중년 이후 여성에게 흔히 나타나는 만성 전신성 질환이다. 특히 40~50세 사이의 중년 여성에게 발병률이 높다. 치료 방법으로는 보존적 치료, 약물요법, 식이요법, 운동요법이 있으며 장기적인 치료가 필요하다. 신경통은 만성 질환인 만큼 염증이 악화되지 않도록 하는 것이 중요하다.

운동을 꾸준히 하면 통증이 있는 부위의 골격의 위치가 바로잡히는 것은 물론 많은 혈액이 공급되면서 근육이나 관절에 산소와 영양분 공급이 원활해져서 퇴행성 변화를 막을 수 있다. 반대로 운동을 하지 않으면 근육이 위축돼서 근육의 크기가 40~45% 정도로 줄어들게 되고, 관절의 운동 범위가 좁아지므로 근육통이나 근관절에 질환이 나타나서 일상생활에서 상해를 입을 위험성도 커진다.

관절 질환이 있을 때는 관절에 과중한 부담을 주지 않는 종목으로 운동을 선택해야 한다. 특히 각 관절 운동과 수중 운동 치료등은 매우 효과적이다. 수중에서는 물의 부력에 의해 몸이 가벼워지는 만큼 관절 부위에 통증을 느끼지 않고 어느 정도 자유롭게 운동을 할 수 있다.

고요산증(통풍)이 있을 때의 운동

고요산증에 걸리면 어느 날 갑자기 발목, 무릎 등 관절 부위에 심한 통증이 생기면서 벌겋게 붓는다. 주로 40대 이상 남성들이 호소하는 증상으로 통풍이라고

퓨린

요산의 결정체를 이루는 물질.
관절에 결정체를 만들어 염증을
유발한다. 빨갛게 붓고 통증이
심하게 나타난다.

뇌경색

뇌혈관이 막혀서 신체의 기능이
마비되는 질환

한다. 최근에는 육류의 섭취와 마시는 술의 양이 많아지면서 급성 관절염의 하나인 통풍이 많이 나타나고 있어 주의가 필요하다.

통풍은 이름 그대로 '바람만 스쳐도 아픈 급성 관절통'을 가져오는 질병으로서, 소변 등에 들어 있는 요산염_{요산나트륨}이 몸 안에 많이 쌓여 있을 때 그 결정체가 손과 발의 관절 및 연골에 침투하여 염증을 일으켜서 나타나는 증상이다.

통풍 치료약으로는 요산의 배설을 돕는 요산 이뇨제와 요산량을 줄이는 요산 합성 억제제가 있으며, 이 약을 평생토록 복용해야 한다.

우유, 달걀, 야채 등은 퓨린 함유량이 적어 괜찮지만 맥주 등 칼로리가 높은 주류, 등 푸른 생선의 내장, 동물의 간·콩팥·뇌에는 퓨린이 많기 때문에 과식이나 음주를 피하고 규칙적인 운동이 필요하다.

통풍의 증상은 엄지발가락과 발목 등 관절에 흔히 나타나는데, 특히 발가락 관절의 통증은 성인 남자도 어쩔 수 없이 비명을 지를 정도로 심하다.

운동 시 주의 사항으로는 물을 섭취하지 않은 상태에서 강도가 높은 운동을 하거나 더운 곳에서의 과도한 운동으로 땀을 많이 흘리게 되면 체내의 요산량이 증가돼서 요산성 관절염이 될 수도 있다. 따라서 운동 종목은 유산소성 운동인 수영, 고정식 자전서, 빨리 걷기 등을 하는 것이 좋으며 운동 강도는 너무 세지 않게 편안한 기분이 들 정도로 하면 된다. 알맞은 운동량은 1주일에 5일 정도 하루에 30분에서 50분 정도가 적당하다.

고지혈증이 있을 때의 운동

고지혈증이란 혈액 중에 있는 총 콜레스테롤이나 중성지방의 수치가 높은 것을 말한다.

고지혈증은 대개 그 자체가 증상을 나타내는 것은 아니지만, 동맥경화를 일으켜 협심증이나 심근경색증 등의 관상동맥 질환과 뇌경색 등의 뇌혈관 질환을 일으키는 위험 인자가 되기 때문에 문제가 된다.

고지혈증을 개선하기 위해 운동을 할 때는 운동 중 느끼는 자각증상이 '약간 힘든' 정도면 좋다. 호흡에 곤란을 느끼지 않으면서 상대가 알아들을 수 있게 이야기할 수 있을 정도의 강도로 운동을 하면 된다.

운동을 얼마 동안이나 해야 하는지는 운동의 종류 및 강도에 따라 다르지만, 일반적으로 목표한 운동 강도로 15~45분간 지속하면 약 200~300Cal정도의 에너지를 소비할 수 있다. 운동 전후에는 준비운동 및 정리운동을 약 5~10분씩 해야 한다는 것을 꼭 기억하고, 운동의 횟수는 1주에 3~5회 정도가 적합하다.

빨리 걷기, 자전거 타기, 수영, 야산 오르기 등의 운동을 중성지방의 경우는 약 4개월 정도, 콜레스테롤의 경우는 1년 정도 하면 수치를 낮출 수 있다. 운동을 하면 근육 중에 있는 지질 단백질인 리파아제라는 효소가 작용하여 중성지방의 분해를 촉진시키는데, 이때 그 효소는 지방을 에너지원으로 사용하기 때문에 고지혈증 치료에 효과가 있다. 그러나 운동을 계속하고 있더라도 저지방식의 식이요법을 반드시 지켜야 하며 이때 흡연, 커피 같은 기호품은 되도록 피하는 것이 좋다.

뇌성마비 환자를 위한 운동

뇌성마비는 출생 전후 사이에 뇌에 이상이 생겨서 발생한다. 운동은 뇌성마비 때문에 생긴 자세 이상을 바로 잡아주며 근육의 긴장을 조절해준다.

뇌성마비의 경우에는 지상에서 하는 운동보다는 수중에서 하는 운동이 더욱 효과적인데, 특히 수영은 다음과 같은 효과가 있다. 물의 부력을 이용하여 머리나 몸통을 돌리거나 옆으로 쉽게 구부릴 수 있게 해주고 입과 코로 호흡하는 방법을 배워서 가슴 운동을 활발하게 함으로써 호흡 근육을 강화시킬 수 있다. 그리고 여러 명이 함께 운동을 하면 단체 활동에 익숙해질 수 있고 따라서 생활에 자신감을 가질 수 있게 된다.

뇌성마비 어린이들은 자신의 몸이 의지대로 잘 조절이 되지 않기 때문에 물속에서 운동을 하는 것에 대해 다소 두려움을 느낀다. 따라서 시간적으로 충분한 여유를 가지고 불안감을 없애주는 것이 중요하다.

뇌성마비 어린이가 물속에서 두려움을 갖지 않고 호흡을 하도록 하기 위해서는 스쿠버 장비의 호흡조절기를 이용하는 것도 좋은 방법이다. 물속에서 호흡을 할 수 있으면 그 다음 단계로 물속에 얼굴을 넣을 수 있도록 한다. 그 후 배영 자세에서 다리를 젓도록 한 후 물의 깊이에 따라 앉거나 서서 하는 자세를 유지하여 평형감각을 갖도록 해준다.

뇌졸중 환자의 운동

뇌졸중은 주로 중년이나 노년층에서 발생하며 암, 심장병과 함께 사망률이 높은 질환이다. 오랫동안 고혈압을 앓거나 당뇨병 때문에 합병증이 발생한 경우에는 뇌동맥벽의 성질이 변히는데, 이럴 때 여러 원인에 의하여 혈압이 급격히 상승하면 혈액이 새어 나와서 뇌 조직 내부에 혈종(출혈로 피가 한 곳에 모여 혹처럼 된 것)을 만든다. 이 혈종은 주위의 뇌 조직을 압박함으로써 뇌기능을 마비시켜 부분적으로 마비가 올 수 있는데, 뇌기능이 마비되면 언어 구사 능력과 기억상실은 물론 행동에 장애가 생길 위험이 높다.

무엇보다 심각한 것은 뇌신경은 손상을 받으면 재생이 되지 않는다는 점이다. 따라서 더 이상의 뇌세포가 손상되지 않도록 빨리 치료를 받는 것이 중요하다.

뇌졸중이 발병한 경우는 약 1주일 정도 치료를 받은 후 어느 정도 안정이 됐다고 판단되면 재활 치료가 필요하다. 그리고 운동은 약간 보행이 가능한 시점에서 시작하는 것이 좋다.

신체의 기능을 빠르게 회복하기 위해서는 환자 자신이 직접 운동을 하는 것이 가장 좋고, 마비된 부분의 관절을 움직일 수 있도록 하기 위해서는 일단은 환자 스스로가 관절을 움직일 수 있는 범위를 작게 해서 반복적으로 운동을 하는 것이 중요하다.

운동을 할 때에는 마비된 부위뿐만 아니라 건강한 부위도 같이 운동을 하는 것이 좋다. 상체는 어깨 관절부터 시작해서 팔꿈치, 손목, 손가락 순서로 하고 하체는 대퇴부, 무릎, 발가락 관절 순서로 틈틈이 시간이 날 때마다 반복해서 운동을 한다.

알·고·합·시·다
운동을 할 때 생기는 두통

두통은 운동 중 자세를 바꾼다든지 힘을 쓸 때 혹은 대뇌의 뇌간 부위에 혈류가 감소할 때 머리의 모든 부위에 나타나기도 하지만 주로 옆쪽에서 많이 나타난다.

운동 중에 두통을 느끼면 눈이 침침해지거나 귀에서 소리가 나는 것처럼 느껴지고 구역질이 나기도 한다. 운동으로 인한 두통은 전력을 다하는 운동을 할 때 생긴다. 갑작스럽게 호흡을 많이 해서 혈관이 확장되기 때문에 통증이 생기는 것이다. 특히 덥고 축축한 기후에서 운동을 할 때 자주 발생하는데, 그 증상은 탈수 상태일 때와 비슷하다.

이런 운동성 두통을 예방하기 위해서는 준비운동을 충분히 해야 한다. 운동선수라 하더라도 시합 전이나 훈련 전 충분한 준비운동이 필요하다. 또 심장에 무리한 자극을 주는 운동은 피해야 한다. 운동성 편두통은 갑작스런 성행위 시에도 발생할 수 있으므로 주의할 필요가 있다.

팔다리운동이 어느 정도 원활해지면 상반신을 일으키는 운동을 한다.

걷기의 경우는 편안한 신발을 신어야 하는데 반드시 재활의학과에서 권하는 걷기에 적합한 신발을 준비하는 것이 좋다. 걷기를 할 때 처음부터 쉬지 않고 걷는 것은 좋지 않으며, 간헐적으로 걷기를 시작해서 반복적으로 하는 것이 효과적이다.

운동 중에 넘어지거나 부딪히는 것을 방지하기 위하여 도움을 줄 수 있는 사람이 함께 운동을 하도록 한다.

아토피성 피부병이 있을 때의 운동

아토피성 피부염은 가려움이 심하게 나타나며 계절에 따라서 증상이 호전되거나 악화될 수 있다. 치료 방법 중에는 적극적으로 자외선을 쏘이는 방법이 있는데, 특히 바다에서의 해수욕은 일시적인 효과가 있다. 하지만 실외에서 하는 자연적인 일광욕은 정신적으로는 좋지만 피부 질환을 악화시킬 수 있으므로 피부의 민감도 검사*를 한 다음 일조량을 조절하는 것이 좋다.

5월에서 9월경에는 자외선 양이 많으므로 정오부터 오후 2시까지는 되도록 실외 운동은 피하는 것이 좋다. 실외 운동을 하게 될 경우는 모자나 안경을 반드시 쓰고, 실외에서 수영을 할 때는 자외선 차단제를 바르는 것이 좋다. 자외선에 계속 노출될 경우는 피부에 물집이 생길 수 있으므로 등산, 스키, 해양 스포츠 등을 할 때는 자외선으로부터 피부를 보호할 수 있도록 해야 한다.

또한 겨울에는 동상이 생길 가능성이 높으므로 주의한다. 그리고 춥고 습도가 낮은 곳에

피부 민감도 검사
원칙적으로는 병원에 가서 검사를 받아야 하지만 집에서 해볼 수 있는 방법으로는 클립 등으로 손등을 약하게 문질렀을 때 피부가 부어오르면서 빨갛게 되면 일광욕은 하지 않는 것이 좋다.

운동은 피부의 탄력성을 좋게 한다

필자의 환자 중에 식이요법과 운동요법으로 몸무게를 118kg에서 63kg까지, 무려 55kg이나 감량한 청년이 있었다. 이렇게 많은 체중을 갑작스럽게 감량하면 몸의 영양 균형이 깨지면서 오히려 건강에 무리가 생겨서 피부가 탄력을 잃고 주름이 생기는 이상 현상이 나타났겠지만, 이 청년은 운동을 꾸준히 했기 때문에 탄력 있는 피부에 탄탄하고 균형 있는 몸매를 갖게 됐다. 이처럼 운동을 통해서 체중을 감량하게 되면 피부 노화를 예방하고 건강한 모습을 갖게 되므로, 연세가 많은 분이라도 운동을 통해 체지방량을 감소시키면 피부가 주름지고 늘어지는 것을 어느 정도 예방할 수 있다.

서 운동을 하면 가려움증이 심해지므로 보습제를 챙겨 바르는 것이 좋다. 더운 날씨에는 모세혈관이 확장되거나 땀이 많이 나서 더 가려워질 수 있으므로 습기로부터 피부를 보호할 수 있어야 한다.

　수영의 경우는 피부에 외부 물질이 통과되기 쉽기 때문에 피부 질환이 악화될 수 있다. 특히, 수영을 자주 하는 어린이는 수영장에 가지 않은 어린이에 비해 2배 이상 세균에 감염될 가능성이 높으므로 운동 후 파우더를 발라주거나 속옷이나 수영복을 세탁할 때 120℃ 이상의 고온에서 10분 정도 삶아야 한다.

　운동을 하면 땀이 많이 나게 된다. 그러면 기분이 좋아지고, 스트레스가 사라질 수 있으며, 밤에는 가려움을 잊고 깊은 잠을 잘 수 있다.

자폐증이 있을 때의 운동

　아이가 자폐증이 있을 때는 우선 크게 소리 내어 인사하거나 대답할 수 있도록 가르친다. 그리고 신체 발달을 촉진할 수 있도록 율동을 겸한 체육 활동을 하도록 한다. 따라서 걷기, 10cm 높이 뛰어넘기·오르기, 직경 50cm 길이 5m 정도의 터널 통과하기, 매트 위에서 구르기 등의 운동을 순환해 실시한다. 이 운동의 목표는 전신을 고르게 발달시키는 데 있다.

자폐아는 운동 순서를 기다리면서 질서 의식은 물론 인간과의 관계에서 사회성을 기를 수 있고 운동을 모방하면서 모방성도 배우게 된다. 또한 손과 발의 협응성이 좋아져서 여러 자극에 대해 반응하는 능력이 좋아진다. 터널 통과하기, 매트 위에서 구르기 등은 간단히 할 수 있는 운동이기 때문에 자폐아들은 운동을 할 수 있다는 성취감을 느낄 수 있으며 만족감이 생겨 자신감을 얻게 된다.

또한 운동을 통해 적당한 자극이 신체에 가해지므로 평상시의 과격하거나 공격적인 행동이 줄어들게 된다. 운동을 하지 않는 일요일은 수영이나 볼링 등을 가르쳐서 휴일에도 적극적으로 운동을 할 수 있도록 해주는 것이 중요하다. 또한 자폐아들은 청소년기에 비만이 나타날 수 있으므로 체중 조절에도 신경을 써줘야 한다.

그리고 가르치는 사람이 자폐아에게 위압적이거나 공포감을 갖게 하면 집에서 난폭하게 행동을 할 수 있으므로 운동을 할 때는 절대로 야단을 치지 말고 많은 격려와 칭찬을 해주어야 한다.

편평족인 사람의 운동

갓 태어난 아기의 발바닥은 편평하다. 하지만 걷기 시작하면서 발에 있는 인대와 근육이 강화되면 발바닥 가운데 부분의 뼈들이 둥근형으로 휘게 되어 16세 정도가 되면 걷는데 아무런 불편을 느끼지 못하게 된다.

그러나 오목하게 정상이던 발바닥도 근력이 약화되거나 지방이 쌓이게 되면 발바닥이 편평해지면서 걸음걸이가 어색해질 수 있다. 이렇게 되면 걸을 때마다 뼈에서 통증을 느끼기도 하고 때로는 허리에 통증이 생길 수도 있다.

이러한 편평한 발은 유전적 요인과 후천적 요인에 의해 발생하는데, 같은 편평족이더라도 달릴 때라든지 뛰어 넘을 때 평형을 유지하는 능력은 개인에 따라 차이가 많다.

편평족을 예방을 하기 위해서는 발바닥 내의 근력과 인대를 강하게 해야 한다. 똑바로 선 상태에서 벽에다 손바닥을 댄 뒤 발뒤꿈치를 올렸다 내리는 동작을 반복하는 것이 좋다. 또한 일상생활에서도 운동 삼아 자주 걷는 습관을 갖는 것이 좋으며, 이때 발에 맞는 신발을 신는 것이 무엇보다 중요하다.

한쪽 신발만 닳는 스님

　어느 날 스님 한 분을 상담하게 되었다. 구도자의 삶을 살아서인지 스님은 매우 건강하고 검사 결과도 좋았다. 단지 체력적으로 근력이 약간 떨어져 있기에 근력 운동에 대해서 처방을 했다. 처방을 마치고 나서 따로 질문할 것이 있는지 물었더니 발이나 다리에 이상이 없는데도 신발 바닥의 닳기가 다르기 때문에 큰스님으로부터 꾸중을 듣는다고 했다. 이유인즉슨, 불가에서는 일상생활에서 걸음을 바르게 걷는 것이 중요하다는 가르침을 배우는데, 스님의 신발은 항상 한쪽 바닥은 일정하게 닳지만 다른 한쪽은 그렇지 않아 꾸지람을 듣는다는 것이다. 어떻게 걸음걸이를 고칠 방법이 없는지 궁금해 하던 스님은 필자에게서 바른 걷기 방법을 자세하게 배우신 뒤 떠나셨다.

　스님이 간 뒤, 자신의 행동이나 마음가짐뿐만 아니라 이렇게 신발 바닥까지도 일정하게 닳도록 신경을 써야하는 구도자의 삶을 생각하며 필자의 처방이 부디 도움이 되었으면 하는 바람을 가졌다.

Part
4

내 나이에
맞는
운동은?

1

무병장수를 위해서는
체력 증진이 필요하다

우리나라 사람의 2008년도 평균수명은 남성이 75세이고 여성은 83세라고 한다. 2000년도보다는 평균수명이 5세 정도 상승한 것이다. 하지만 사람들이 똑같이 오래 산다고 해도 각각의 삶의 질에는 분명한 차이가 있다. 건강하고 행복하게 장수하는 사람도 있지만, 항상 가벼운 질병에 시달리면서 기력이 약해진 상태로 오래 사는 사람도 있다.

건강하게 오래 살기 위해서는 체력 증진이 필요하다. 좋은 생활 습관을 가지고 규칙적으로 운동을 하면 2년 정도는 수명을 연장시킬 수 있으며, 갑작스러운 질병으로 생을 마감하는 경우를 줄일 수 있다고 한다.

체력을 증진시키기 위해서는 어떤 운동 종목을 선택하고 얼마만큼, 어떻게 해야 하는지에 대한 구체적인 계획이 있어야 한다. 아무리 좋은 운동이라도 모든 사람이 같은 수준의 체력 증진 효과를 얻을 수는 없다. 따라서 운동을 통해 최대의 효과를 얻기 위해서는 우선 의학 검사 혈액, 뇨, 심전도, 방사선 검사 등로 자신에게 질병이 있는지 없는지를 확인하고, 체력 검사 결과에 따라 운동을 하는 것이 바람직하다.

이번 장에서는 운동의 특성상 신생아와 유아, 유치원, 초·중·고등학교, 성인기, 중년기, 노년기로 구분하여 체력을 측정할 수 있는 방법과 그 결과에 따른 권장할만한 운동 종목을 설명했다.

알·고·합·시·다

운동으로 노화를 지연시킬 수 있다.

늙는 것을 막을 수는 없지만 노력에 따라서 노화를 지연시킬 수는 있다. 나이가 많아지면서 운동 능력이 감소하는 원인은 첫째, 우리 몸에서 단백질을 합성하고 화학적 반응을 하기 위한 세포의 기능이 떨어지기 때문이며 둘째, 신경 자극을 전달하는 속도가 느려지기 때문이다.

인간의 노화에 대한 연구 가운데는 유해 산소설이 있다. 이 설에 따르면, 인간은 산소를 섭취해야만 살아갈 수 있는데 이 산소 중 일부가 체내에 축적되면 유해 산소로 변하여 세포의 기능을 저하시켜서 노화를 촉진시킨다고 한다. 특히, 운동을 할 때는 활동하는 근육에서 필요로 하는 산소의 양이 많아지게 되어 유해 산소량이 증가하게 된다. 이때 우리 신체는 유해 산소로부터 세포를 보호하기 위해 유해 산소를 제거하는 물질인 항산화 효소를 만들어 낸다. 그러나 지나치게 운동을 많이 하게 되면 유해 산소가 항산화 효소보다 더 많이 생겨서 오히려 노화를 촉진시킨다. 반면 자신의 체력에 맞는 적당한 운동을 해서 체력이 향상되면 체력이 떨어진 사람에 비해 항산화 효소의 효율이 증가하므로 노화가 지연되는 효과가 있다.

운동을 통해 노화를 방지하려면, 개인마다 체력적 수준의 차이는 있지만 약간 힘들다는 기분으로 30분에서 45분 정도를 1주일에 3회 정도 운동하는 것이 좋다. 이렇게 하면 유해 산소로부터 세포를 보호하여 노화 현상을 조금은 지연시킬 수 있다.

2

운동은 예방접종만큼 중요하다
신생아와 유아기

신생아는 신장과 체중, 그리고 머리의 둘레를 측정해서 발육의 정도*를 알 수 있다.

신생아나 유아기에는 가족과 함께 있어야 정서적으로 안정될 수 있다. 또 감염성 질환 결핵, 기관지염, 천식 등을 예방하기 위해 예방접종을 하는 것은 물론 성장 발달에 신경을 써야 할 시기이다.

발육의 정도

보통 머리 둘레를 재보면 알 수 있다. 출생 시는 33.5cm, 1세는 46.5cm, 2세는 48.6cm, 3세는 49.8cm 정도이다.

근육세포는 태어날 때 이미 세포수가 결정되어 있으며, 출생 후에는 계속해서 세포의 크기만 커지므로 '비대'라 한다. 반면 지방세포는 사춘기 전후까지 세포의 수와 크기가 계속 발달하므로 '증식'이라 한다. 따라서 신생아일 때는 음식 섭취와 예방접종도 중요하지만 간단한 운동을 시켜서 시체의 협응성이나 근력을 증진시키는 데에도 신경을 써야 한다.

신생아는 엎드린 자세에서 가슴 아래에 베개 등을 놓고 양팔을 펴게 하면 일시

195

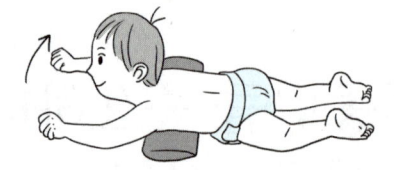

● 가슴 아래 베개를 놓고 양팔을 펴게 하면 목을 가누는 능력이 생긴다.

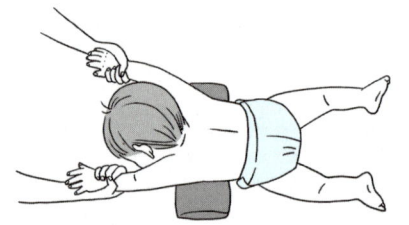

● 양팔을 천천히 펴면서 들어 올리면 상체의 힘을 키울 수 있다.

적으로 머리를 드는데, 이런 자세를 하면 목을 가누는 능력이 생기게 된다. 그리고 엎드린 자세에서 양팔을 V자 형이 되도록 천천히 펴면서 들어올리면 상체의 힘을 키울 수 있다. 또한 허리를 자연스럽게 아래로 눌러주면 다리를 자연스럽게 뻗게 된다. 이때는 센 힘이 가해지지 않도록 하며, 아기가 힘들어 하지는 않는지 잘 관찰해서 무리한 동작이 되지 않도록 한다.

이같은 동작을 하루에 여러 번 하게 되면 머리와 몸통을 조절하고 유지하는 능력이 발달된다. 또한 앉은 자세에서 팔을 앞으로 뻗게 하거나 위로 드는 동작을 반복하면 균형감을 찾을 수 있어 앉아서 여러 가지 장난감을 갖고 놀 수 있게 된다.

운동을 시킬 때에는 아기가 편안한 상태를 유지하게 하고, 아기에게 어떤 특별한 동작을 시킬 경우는 말로 명확하고 확실하게 뜻을 전달한다. 아기를 손가락으로 찌르거나 간질여서 화나지 않게 한다. 누운 자세에서는 발을 갖고 놀도록 하며, 아기가 뒤집기를 하기 위해서 어떤 동작을 하더라도 그대로 두도록 한다.

3

쉽고 단순한 운동부터 시작한다
유치원생

유치원생은 초등학교에 들어가기 전까지의 시기로서, 근육이 급속히 발달하여 근력이 증진되며 자율적이고 독립적인 행동을 하려고 한다. 근육은 3~4세경에 발달하며 7세가 되면 근육이 크고 두꺼워져서 근력이 향상된다. 머리와 목 부위의 근육은 다리 부분보다 빨리 발달하며 신체를 구성하고 있는 큰 근육 들이 작은 근육 보다 더 빨리 발달한다. 또한 소뇌가 대뇌 보다 현저하게 발달하기 때문에 운동에 대해서 반응하는 잠재력이 무한한 시기라 할 수 있다.

이 시기에는 지능과 감각기능뿐만 아니라 민첩성, 평형성 등의 운동 체력 요인 은 발달하지만 아직 근력과 심폐기능 등의 발달은 미숙한 상태이므로 이 시기의 운동은 즐겁고 신

큰 근육
상완근, 전완근, 흉근

작은 근육
지근, 수근

대뇌
소뇌는 주로 운동을 담당하며 대뇌는 기억을 주로 담당

운동 체력 요인
건강 체력에는 체력, 유연성, 지구력, 근력이 있으며 운동 체력에는 민첩성, 평형성, 순발력이 있음

197

나야 한다. 그러기 위해서는 정신적인 상태나 체력 상태를 충분히 고려하여 처음에는 쉽고 단순한 운동을 하도록 하고 점차 그 단계를 높여가도록 해야 한다. 또한 신체의 모든 부위가 고르게 운동될 수 있도록 전신운동을 하거나 여러 가지 운동 종목을 경험해 보도록 한다.

운동을 하기 전에는 준비운동을 충분히 시키고 개인의 신체적 특성에 맞고 흥미를 가질 수 있는 운동을 소개해 싫증이 나지 않도록 만든다. 운동 후에는 충분한 영양 섭취를 할 수 있도록 하고 피로해 보이면 반드시 쉴 수 있도록 해준다.

이 시기에는 여자아이가 남자아이보다 성장이 빠른데, 여자아이는 남자아이에 비해 체내에 지방이 많은 대신 수분이 적고 근육세포가 가늘며 짧은 특성을 가지고 있다.

유치원생의 체력 측정

앉아서 허리 굽히기로 유연성 측정하기　측정 방법은 무릎을 편 상태로 앉은 뒤 허리를 앞으로 굽혀 손끝이 발끝보다 나아가는 길이를 측정한다. 발끝에 닿은 경우는 0, 발끝에 닿기 전은 (-)값, 발끝을 넘은 길이는 (+)값으로 잰다. 2회 실시한 다음 최고치를 기록한다.

● 앉아서 허리 굽히기로 본 유연성

(남자아이) (cm)

연령	4세	5세	6세	7세
뛰어남	〉6	〉7	〉9	〉11
보통	3〜6	5〜7	6〜9	7〜11
뒤떨어짐	〈3	〈5	〈6	〈7

(여자아이) (cm)

연령	4세	5세	6세	7세
뛰어남	〉6	〉7	〉9	〉14
보통	3〜6	5〜7	6〜9	8〜14
뒤떨어짐	〈3	〈5	〈6	〈8

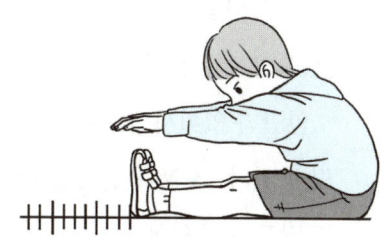

핸드볼 공 던지기로 근력 측정하기

양손으로 잡은 공을 가슴 부위 정도의 높이에서 힘껏 앞으로 던지고, 공이 날아간 거리를 측정한다.

● 핸드볼 공 던지기로 본 근지구력

(남자아이) (cm)

연령	4세	5세	6세	7세
뛰어남	〉140	〉175	〉200	〉240
보통	100〜140	130〜175	160〜200	190〜240
뒤떨어짐	〈100	〈130	〈160	〈190

(여자아이) (cm)

연령	4세	5세	6세	7세
뛰어남	〉140	〉175	〉200	〉250
보통	100〜140	130〜175	160〜200	200〜250
뒤떨어짐	〈100	〈130	〈160	〈200

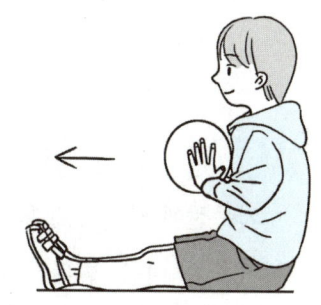

뒷짐을 진 자세로 허리를 곧게 세운 채 앉았다 일어선다. 15초 동안 몇 회나 앉았다 일어설 수 있는지 측정하고, 2회 실시해 더 많이 한 횟수를 기준으로 아래 표와 비교해 본다.

앉았다 일어서기는 다리 근육을 이용하여 전신 근지구력을 측정해 보는 데 그 목적이 있다. 앉았다 일어설 때 반동을 주면 안 되고, 허리를 너무 굽혀 상체를 숙이지 않도록 주의한다.

● 앉아서 일어서기로 본 근지구력

(남자아이) (회)

연령	4세	5세	6세	7세
뛰어남	〉15	〉16	〉18	〉23
보통	11~15	12~16	13~18	15~23
뒤떨어짐	〈11	〈12	〈13	〈15

(여자아이) (회)

연령	4세	5세	6세	7세
뛰어남	〉13	〉14	〉16	〉20
보통	7~13	9~14	11~16	15~20
뒤떨어짐	〈7	〈9	〈11	〈15

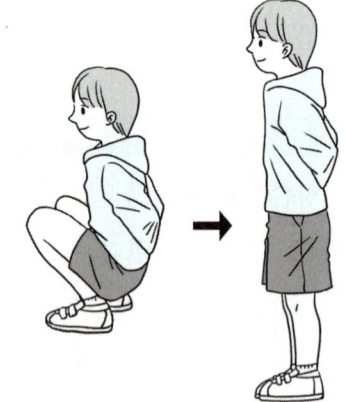

기준선에 닿지 않도록 어깨 넓이 정도 다리를 벌리고 선 상태에서 제자리멀리뛰기를 한 다음, 발뒤꿈치의 착지점과 기준선 사이의 거리를 직각으로 계측한다. 제자리멀리뛰기는 다리 부위의 근육을 중심으로 한 전신의 순발력을 측정하는 데 목적이 있다. 2회 실시하여 멀리 뛴 거리를 기록한다.

● 제자리 멀리뛰기로 본 순발력

(남자아이)   (cm)

연령	4세	5세	6세	7세
뛰어남	〉70	〉85	〉95	〉110
보통	45~70	60~85	65~95	75~110
뒤떨어짐	〈45	〈60	〈65	〈75

(여자아이)   (cm)

연령	4세	5세	6세	7세
뛰어남	〉70	〉85	〉95	〉115
보통	45~70	60~85	65~95	70~115
뒤떨어짐	〈45	〈60	〈65	〈70

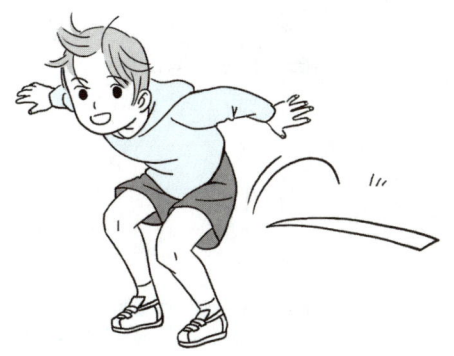

눈 뜨고 한 발 서기로 평형성 측정하기

가로 10cm, 세로 4 cm, 높이가 5cm인 받침대를 마련하고, 눈을 뜬 채 한쪽 발로 받침대 위에 올라서서 오랫동안 지탱할 수 있는 시간을 측정한다. 측정하기 전에 한두 번 정도 연습을 하고, 본 측정은 2회 정도 해서 최고치를 기록한다.

눈 뜨고 한 발 서기는 정적인 평형 능력을 알아볼 수 있다.

● 눈 뜨고 한 발 서기로 평형성

(남자아이)   (초)

연령	4세	5세	6세	7세
뛰어남	〉10	〉12	〉14	〉18
보통	4~10	6~12	7~14	7~18
뒤떨어짐	〈4	〈6	〈7	〈7

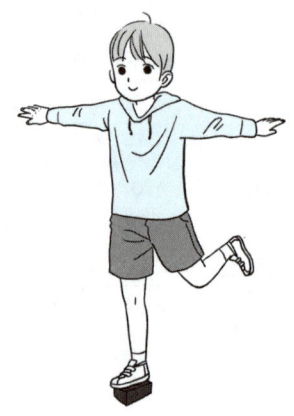

(여자아이)				(초)
연령	4세	5세	6세	7세
뛰어남	〉10	〉12	〉14	〉20
보통	4~10	6~12	7~14	7~20
뒤떨어짐	〈4	〈6	〈7	〈7

공치기로 민첩성 측정하기

아이의 머리 높이에서 떨어트린 탁구공을 땅에서 튀겨 올라올 때 손으로 치도록 지시한다. 이때 내려오는 공이 아니라 튀겨 올라오는 공을 쳐야 하고, 손은 가로 방향으로 휘두른다. 10회 반복 측정해서 성공하는 횟수를 센다.

● 공치기로 본 민첩성

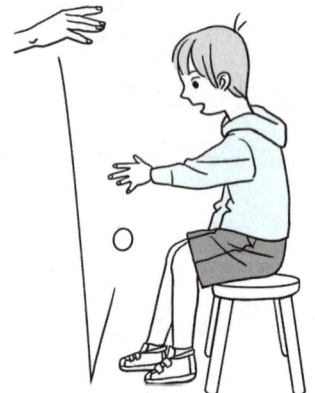

(남자아이)				(회)
연령	4세	5세	6세	7세
뛰어남	〉5	〉5	〉7	〉8
보통	2~5	2~5	4~7	5~8
뒤떨어짐	〈2	〈2	〈4	〈5

(여자아이)				(회)
연령	4세	5세	6세	7세
뛰어남	〉5	〉5	〉8	〉9
보통	2~5	2~5	5~8	5~9
뒤떨어짐	〈2	〈2	〈5	〈5

바구니에 공 넣기로 협응성 측정하기

거리 감각과 신체 기관의 협응 능력을 측정할 수 있다.

바구니와 150cm 떨어진 거리에서 양손으로 작은 농구공을 잡고 바구니 안에 던져 넣으면 되는데, 10회 반복해서 성공한 횟수를 센다. 이때, 공을 넣기 위해 기준선을 넘어 바구니 쪽으로 다가가지 않도록 주의한다.

● 바구니에 공 넣기로 협응성 측정하기

(남자아이) (회)

연령	4세	5세	6세	7세
뛰어남	〉4	〉5	〉6	〉7
보통	2~4	2~5	3~6	3~7
뒤떨어짐	〈2	〈2	〈3	〈3

(여자아이) (회)

연령	4세	5세	6세	7세
뛰어남	〉4	〉4	〉5	〉6
보통	2~4	2~4	2~5	3~6
뒤떨어짐	〈2	〈2	〈2	〈3

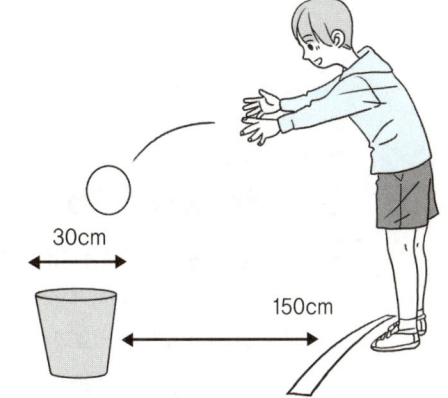

30cm

150cm

유치원생을 위한 운동 종목

이 시기에는 민첩성, 평형성 등은 발달하지만 근력, 심폐기능 등의 발달은 미숙하다. 그러므로 아이의 체력을 측정해서 부족한 체력 요인이 어떤 것인지 알고 그에 따라 운동을 선택해서 부족한 부분을 보완해야 한다. 또한 모든 신체 부위가 고르게 운동 될 수 있도록 전신운동을 하거나 여러 가지 운동 종목을 하는 것도 좋다. 아래의 표는 각 체력 요인을 좋게 할 수 있는 권장 운동 종목이다.

유연성	근력	지구력	순발력	평형성	민첩성	협응성
구르기	팔굽혀펴기	걷기	계단 오르기	트램펄린	왕복달리기	미끄럼 타기
훌라후프	뜀틀	자전거	자루 뛰기	평균대	술래잡기	제기차기
체조	늑목	줄넘기	넓이뛰기	그네뛰기	트램펄린	연날리기
수영	매달리기	늑목	달리기	미끄럼타기	롤러스케이트	그네뛰기
트램펄린	널뛰기	트램펄린	줄넘기	훌라후프	자치기	술래잡기
그네뛰기	공던지기	계단 오르기	제기차기	롤러스케이트	줄넘기	자치기

알·고·합·시·다

어떤 운동이 키를 크게 하나?

사람의 몸은 참으로 신기한 생명력을 가지고 있다. 적당한 압력과 피로는 우리 몸에 자극으로 받아들여져서 성장을 촉진하지만, 신체에 지나치게 부담을 주거나 과격하게 자극을 주면 오히려 역효과가 나타난다. 따라서 너무 힘이 들고, 오래 지속할 수 없는 운동은 키가 크는 데 전혀 도움이 되지 않는다. 오히려 운동 후 허기와 갈증을 채우기 위해 과식하기 쉬워 비만이 되기 쉽다. 그리고 일반적으로 청소년들은 성장판에 직접적인 충격을 주는 과격한 운동은 하지 말아야 한다.

그러면 도대체 어떤 운동이 키가 크는 데 도움을 줄까?

몇 가지 예를 들면 수영, 무용, 맨손체조, 배구, 테니스, 과격하지 않은 농구, 단거리 달리기, 탁구, 배드민턴, 스트레칭 등이다. 특히 스트레칭은 장소에 구애 받지 않고 특별한 기구가 없어도 간단하게 할 수 있다는 장점이 있으며 우리 몸의 근육을 쭉 늘려 주고 관절과 근육을 이완시키는 효과가 있어 키가 크는 데 직접적인 도움을 준다.

스트레칭 체조는 아침과 저녁, 하루에 두 번 정도 하는 것이 효과적이다. 몸의 근육을 자연스럽게 늘이면서 늘어나는 부위에 신경을 집중시키고 속으로 다섯에서 열 정도까지 숫자를 헤아린다. 스트레칭 체조에서 가장 중요한 것은 호흡이다. 호흡을 편안하게 하면서 깊이 들이마시고 내뱉어야 하는데 호흡이 자연스럽지 못하면 스트레칭의 효과가 줄어든다.

운동은 성장을 돕는다
초·중·고등학생

    이 시기는 사회생활에 적응하기 위한 중요한 시기이며 학업 능력과 체력에 따라 자신의 앞길을 개척해 나가기 위한 준비 기간이다.

    초등학생 시기는 학교생활의 시작을 준비하는 시기이며, 중학생 때는 학교생활뿐만 아니라 사회 활동에 적응하기 위해 신체적, 정서적, 사회적으로 성장·발달하는 시기이다. 또한 고등학생은 학교생활 이외의 활동을 많이 하게 되고 자연스럽게 이성과의 교제가 이루어지는 시기이다. 따라서 학창 시기에 따라 체력을 향상시킬 수 있는 적절한 방법을 찾아야 한다.

하버드 스텝 검사로 심폐 지구력 측정하기

35, 40, 45cm의 측정대 중 하나를 선택하여 메트로놈_{박절기}에 맞춰 분당 15회 정도 속도로 3분간 오르내리기를 한다. 하나에서 넷까지의 구령을 1회로 간주한다. 하나라는 구령에 오른발을 측정대에 올린 다음 둘에 왼발을 올린 후 무릎은 곧게 편다. 셋에 오른발을 내리고 넷에 나머지 발을 내려서 처음 자세로 돌아간다.

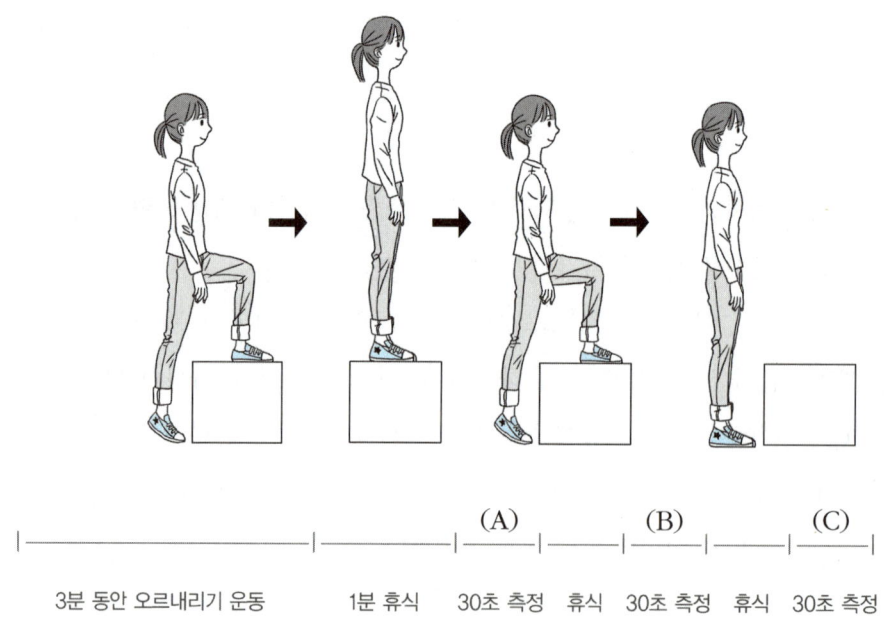

| 3분 동안 오르내리기 운동 | 1분 휴식 | 30초 측정 | 휴식 | 30초 측정 | 휴식 | 30초 측정 |

운동이 끝난 직후에는 1분 정도 휴식하고 1분에서 1분 30초(A)까지, 2분에서 2분 30초(B)까지, 3분에서 3분 30초(C)까지 30초간 3회를 측정한다. 검사를 받는 사람이 규정된

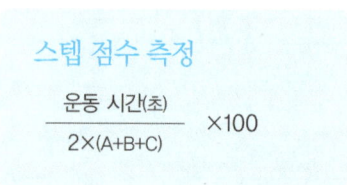

스텝 점수 측정

$$\frac{운동\ 시간(초)}{2 \times (A+B+C)} \times 100$$

206

속도에 맞추지 못하거나 운동을 계속하지 못했을 경우에는 즉시 중지시키고 그 때까지의 운동 지속 시간을 기록한다.

스텝 검사는 심혈관계 질환으로 약물을 복용하고 있을 때는 정확한 측정이 될 수 없으므로, 측정을 할 때는 약물을 복용하지 않은 상태에서 해야 한다.

● 스텝 점수에 따른 심폐 지구력

(남학생) (점)

연령	8~10	11~13	14~16	17~19
뛰어남	〉63	〉68	〉72	〉72
보통	50~63	55~68	58~72	62~72
뒤떨어짐	〈50	〈55	〈58	〈62

(여학생) (점)

연령	8~10	11~13	14~16	17~19
뛰어남	〉60	〉65	〉70	〉70
보통	50~60	50~65	55~70	60~70
뒤떨어짐	〈50	〈50	〈55	〈60

윗몸 앞으로 굽히기로 유연성 측정하기

측정기 위에 다리를 모으고 자연스럽게 선 자세에서 발뒤꿈치를 붙이고 발끝 사이는 5cm 정도 벌린다. 발끝이 단 끝에 오도록 하여, 무릎을 곧게 편 상태에서 허리를 앞으로 굽혀 손끝이 측정기 기판을 자연스럽게 아래로 밀도록 한다. 2회 측정하여 최고치를 기록하며 소수점 1자리까지 기록한다.

윗몸을 앞으로 굽힐 때 무릎을 굽히거나 반동을 주어서 일어나지 말며 어지럼 증이나 고도비만, 요통 환자의 경우는 앉아서 윗몸 굽히기를 하도록 한다.

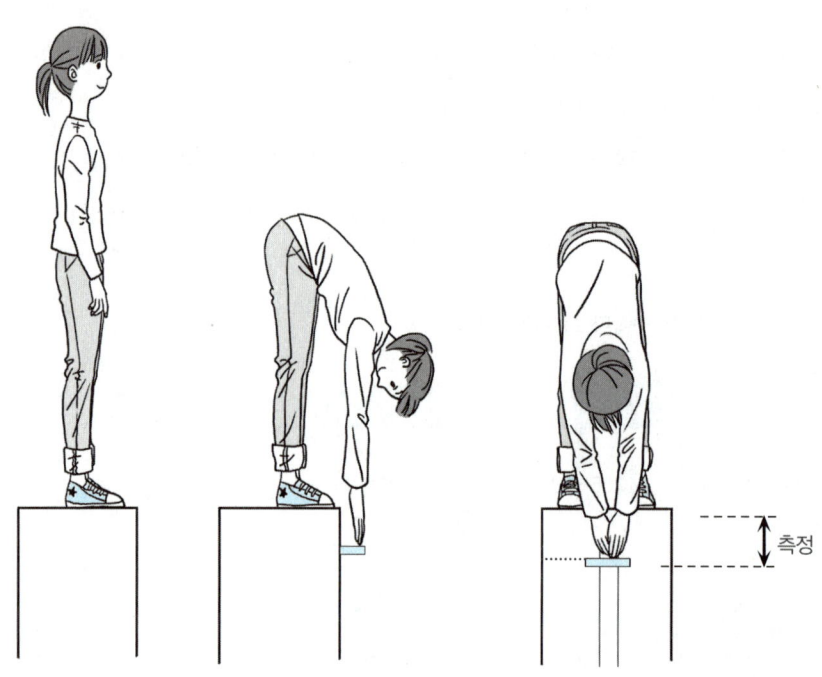

측정

● 윗몸 앞으로 굽히기로 본 유연성

(남학생)   (cm)

연령	8~10	11~13	14~16	17~19
뛰어남	〉8	〉10	〉13	〉14
보통	3~8	5~10	7~13	7~14
뒤떨어짐	〈3	〈5	〈7	〈7

(여학생)   (cm)

연령	8~10	11~13	14~16	17~19
뛰어남	〉11	〉11	〉15	〉15
보통	5~11	7~11	7~15	8~15
뒤떨어짐	〈5	〈7	〈7	〈8

알·고·합·시·다

유연성의 여러 가지 측정 방법

1. 목 : 양 손을 허리에 대고 어깨가 수평이 되게 한 다음 양쪽으로 고개를 눕혀 어깨에 귀가 닿아야 한다.

2. 어깨 : 등 뒤로 손을 잡은 상태에서 견갑골이 서로 닿아야 한다.

3. 옆구리 : 어깨너비만큼 다리를 넓히고 선 자세에서 몸을 측면으로 눕혀 손목이 무릎 아래로 내려가야 된다.

4. 허리 : 앉아서 허리 굽히기를 한다. 발바닥을 지지대에 평평하게 대고 다리를 곧게 편 다음 한쪽 손이 다른 손 위에 겹쳐져서 손끝이 지지대에 닿도록 2~3초 동안 유지할 수 있어야 한다.

5. 몸통 : 오른쪽 엉덩이 위에 오른손을 올려놓고 몸을 오른쪽으로 비틀어 왼손이 오른손 위에 덮일 수 있어야 한다.

6. 고관절 부위 : 두 다리를 넓혀 앉아 두 주먹을 이마에 포개어 대고 몸통을 앞으로 굽혀서 바닥에 닿을 수 있어야 한다.

7. 전신 부위 : 두 손을 깍지 끼어 잡고 두 발을 앞뒤로 넘길 수 있어야 한다.

8. 윗몸 앞으로 굽히기 : 다리를 모으고 자연스럽게 선 자세에서 양발 끝을 5cm 정도 벌린 뒤 허리를 굽혀 손바닥 이하로 내려가도록 한다.

배근력계로 근력 측정하기

배근력계의 발판 위에 서서 발뒤꿈치를 붙이고 발끝은 15cm 가량 벌린다. 무릎을 편 채로 상체를 30도 정도 굽혔을 때 손잡이를 잡을 수 있도록 쇠사슬의 길이를 조절한다. 그리고 점차 힘을 주면서 상체를 위로 힘껏 당긴다. 30초 정도 휴식 후 2차로 측정하여 최고치를 기록하고, 이때 몸을 뒤로 젖혀서 상체를 당기거나 무릎을 굽혀서 충동적으로 힘을 가하지 않도록 한다.

● 배근력으로 본 근력

(남학생)   (kg)

연령	8~10	11~13	14~16	17~19
뛰어남	〉55	〉75	〉90	〉110
보통	45~55	55~75	70~90	85~110
뒤떨어짐	〈40	〈55	〈70	〈85

(여학생)   (kg)

연령	8~10	11~13	14~16	17~19
뛰어남	〉45	〉50	〉75	〉85
보통	35~45	40~50	55~75	60~85
뒤떨어짐	〈35	〈40	〈55	〈60

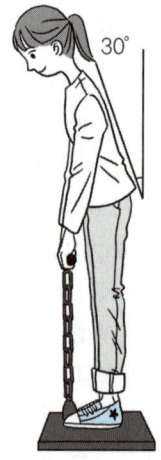

윗몸일으키기로 근지구력 측정하기

　매트나 바닥 또는 측정기 위에 누워서 무릎을 직각으로 굽혀 세우고 양손을 목 뒤나 볼, 가슴 부위에 가볍게 댄다. 복근만을 이용하여 상체를 일으켜 앞으로 굽혔을 때, 양 팔꿈치가 무릎에 닿는 것을 1회로 한다. 30초간 몇 회나 실시할 수 있는지 측정한다. 2회 반복할 수 있으며 그중 최고치를 기록한다. 하지만 고혈압, 심장 질환자는 삼가야 하는 운동이다.

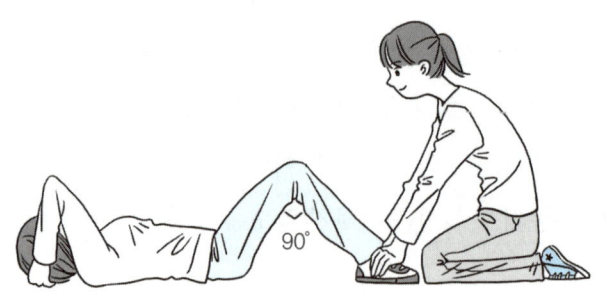

윗몸일으키기로 본 근지구력

(남학생) (회)

연령	8~10	11~13	14~16	17~19
뛰어남	〉15	〉20	〉21	〉23
보통	10~15	12~18	13~21	15~23
뒤떨어짐	〈10	〈12	〈13	〈15

(여학생) (회)

연령	8~10	11~13	14~16	17~19
뛰어남	〉13	〉16	〉18	〉20
보통	8~13	8~16	10~18	12~20
뒤떨어짐	〈8	〈8	〈10	〈12

멀리뛰기로 순발력 측정하기

구름판에서 발을 굴러 멀리 뛰며 공중 자세는 자유롭게 한다. 구름판 앞부분부터 어느 부분이라도 닿는 가장 가까운 직선거리를 측정한다. 2회 반복할 수 있으며 그중 최고치를 기록한다. 그리고 뛸 때는 출발선을 넘어서 뛰지 않도록 한다.

● 멀리뛰기로 본 순발력

(남학생) (cm)

연령	8~10	11~13	14~16	17~19
뛰어남	〉150	〉180	〉210	〉240
보통	120~150	145~180	165~210	180~240
뒤떨어짐	〈120	〈145	〈165	〈180

(여학생) (cm)

연령	8~10	11~13	14~16	17~19
뛰어남	〉140	〉160	〉165	〉170
보통	110~140	125~160	125~165	130~170
뒤떨어짐	〈110	〈125	〈125	〈130

측정기기 위에서 줄의 길이를 조정한 다음 벽에서 30cm 좌측으로 이동해 최대한 높이 뛴다. 2회 측정하여 최고치를 기록한다. 뛰어 오를 때 발을 두 번 구르지 않는다.

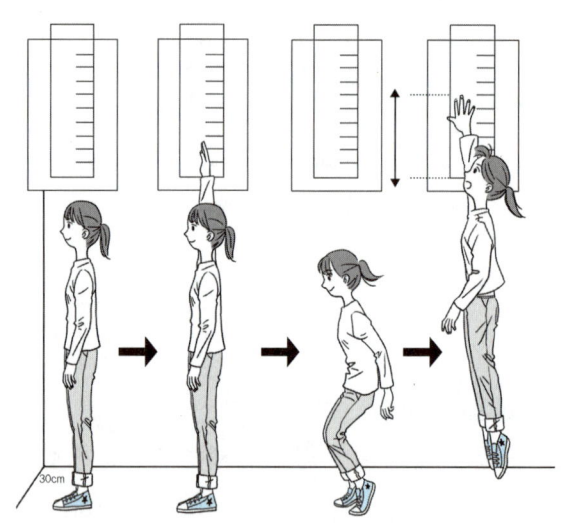

● 수직뛰기로 본 순발력

(남학생) (cm)

연령	8~10	11~13	14~16	17~19
뛰어남	〉40	〉50	〉55	〉65
보통	30~40	35~50	40~55	45~65
뒤떨어짐	〈30	〈35	〈40	〈45

(여학생) (cm)

연령	8~10	11~13	14~16	17~19
뛰어남	〉35	〉40	〉45	〉50
보통	25~35	30~40	35~45	40~50
뒤떨어짐	〈25	〈30	〈35	〈40

눈 감고 한 발 서기로 평형성 측정하기

주로 사용하는 발을 땅에 디디고 다른 한 발을 들어 측정한다. 눈을 감고 양팔은 허리에 댄 다음 한 발을 든다. 들고 있는 다리가 다른 다리나 지면에 닿을 때, 또는 양팔이 허리에서 떨어질 때까지의 시간을 측정한다. 2회 반복할 수 있으며 그중 최고치를 기록한다.

● 눈 감고 한 발 서기로 본 평형성

(남학생) (초)

연령	8~10	11~13	14~16	17~19
뛰어남	〉25	〉35	〉45	〉60
보통	10~25	15~35	20~45	25~60
뒤떨어짐	〈10	〈15	〈20	〈25

(여학생) (초)

연령	8~10	11~13	14~16	17~19
뛰어남	〉35	〉40	〉50	〉60
보통	15~30	15~40	20~50	20~60
뒤떨어짐	〈15	〈15	〈20	〈20

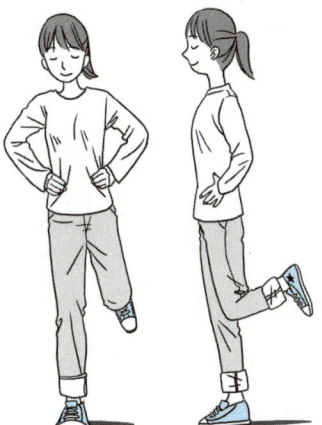

사이드 스텝으로 민첩성 측정하기

16~29세의 남성은 120cm, 그 외 연령의 남성이나 여성은 100cm 간격으로 중앙에서 양쪽으로 평행선을 긋거나 테이프를 붙여 선을 표시한다. 검사를 받는 사람은 중앙선에 선 다음 '시작'이라는 구령과 함께 스텝을 옮겨서 오른쪽_{또는 왼쪽} 선을 넘고 다시 중앙선을 넘어서 왼쪽_{또는 오른쪽} 선을 넘어선 뒤에 곧이어 중앙선의 원 자세로 돌아온다. 20초 동안 계속 하도록 하며 처음 시작부터 선을 넘어갈 때마다 1점을 주어서 20초 동안 측정된 횟수를 기록한다. 2회 반복할 수 있으며 그중 최고치를 기록한다.

(남학생) (회)

연령	8~10	11~13	14~16	17~19
뛰어남	〉35	〉40	〉45	〉45
보통	25~35	28~40	30~45	30~45
뒤떨어짐	〈25	〈28	〈30	〈30

(여학생) (회)

연령	8~10	11~13	14~16	17~19
뛰어남	〉32	〉35	〉35	〉40
보통	22~32	25~35	25~35	27~40
뒤떨어짐	〈22	〈25	〈25	〈27

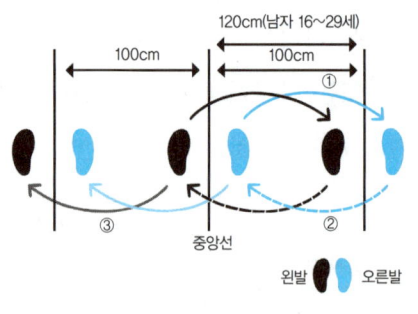

초등학생(8세~13세)을 위한 운동 종목

초등학생은 중학교에 들어가기 전까지의 단계로서 8~13세까지를 말한다. 이 때는 점차적으로 자기중심적 사고방식에서 탈피하여 친구들과 경쟁하며 사람들에게 많은 관심을 가지는 시기이다. 이 시기에도 신체적으로 많이 성장하기는 하지만 중·고등학생 시기처럼 급격히 성장하지는 않고 대체로 완만하게 발달한다.

초등학교 1~3학년에는 무엇보다 다양한 신체 활동이 필요하고, 자신의 일을 스스로 처리할 수 있는 능력과 규칙적이며 건강한 생활 습관을 형성하는 것이 중요하다. 따라서 어머니와 함께 팔, 다리의 발달을 위한 운동이나 놀이를 통해 또래와 친하게 놀거나, 학습 능력과 자립심을 키울 수 있도록 구성된 운동 프로그램을 따라 하면 많은 도움이 된다. 또한 이때는 정확성과 안정성이 발달되므로 유치원 시절에 했던 운동을 보다 잘 할 수 있게 되며 새로운 기능을 습득할 수 있다.

이처럼 운동 기능과 소질 개발을 위한 활발한 신체 활동도 중요하지만, 이 시기에는 무리한 운동으로 인해 상해를 입지 않도록 주의해야 한다. 8~10세 정도의 아이들은 근육과 뼈에 부착되어 있는 건의 힘이 약하기 때문에 쉽게 피로를 느끼게 된다. 하지만 이 나이에는 회복이 빠르므로 운동 중이라도 휴식을 자주 취하는 것이 좋다. 그리고 성별, 집단의 성격에 알맞은 프로그램을 선택하고 위험한 도구의 사용이나 위험한 장소는 피해야 한다.

초등학교 4~6학년에는 남자아이가 여자아이보다 체격과 체력이 빠르게 발달한다. 따라서 남자아이는 격렬한 신체 활동을 하는 반면 여자아이는 소극적이며 정적인 생활을 하려고 한다. 이 시기에는 즐겁게 뛰어 놀거나 캠프나 야산을 오르는 것도 체력 향상에 도움을 줄 수

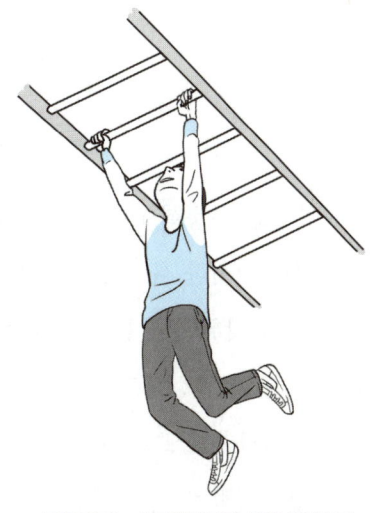

● 구름다리는 초등학생에게 좋은 운동이다.

있다. 또한 올바른 자세를 가질 수 있도록 체조를 자주 하거나 약간 강한 강도의 달리기, 줄넘기, 수영, 롤러스케이트, 공을 이용한 잡기·던지기·차기 등의 운동을 규칙적으로 해서 스포츠의 기초 동작을 어릴 때부터 경험하게 하면 운동 종목에 대하여 자신감이나 흥미를 갖게 되고 성장에 중요한 역할을 하는 심장이 발달하여 운동 능력이 향상된다.

체력을 측정한 뒤 아래의 여섯 가지 체력 요인 중 어떤 부분이 부족한지 알아

지구력	유연성	근력	순발력	평형성	민첩성
줄넘기	구르기	철봉	피구	평균대	왕복 달리기
달리기	훌라후프	늑목 오르기	배드민턴	그네뛰기	술래잡기
수영	그네뛰기	태권도	자루 뛰기	스키	조깅
턱걸이	뜀틀 운동	스케이트	줄넘기	스케이트	제기차기
자전거	맨손체조	검도	태권도	트램펄린	피구
고무줄	평균대	등산	두 계단씩 오르기	자전거	자치기

보고 그 부분을 보완할 수 있는 운동을 하면 된다.

중학생(14세~16세)을 위한 운동 종목

중학생은 초등학교를 마쳤기 때문에 학생으로서 해야 할 일이라든가 정신적인 면에서도 의젓한 시기이다. 이때는 체격과 체력이 완성되는 시기이므로 영양분을 골고루 잘 갖춰 섭취할 수 있도록 음식을 잘 먹고, 규칙적인 생활과 꾸준한 운동을 통해 몸을 건강하고 튼튼하게 관리하는 것이 매우 중요하다. 음식은 영양 공급원으로써 매우 중요하며, 운동은 근육과 골격을 증가시키고 심장 기능과 호흡 기능을 향상시켜 키, 몸무게, 가슴둘레 등이 성장하고 발달하는 데 도움을 준다.

중학생 때의 운동은 성장뿐만 아니라 학업과 일상생활에서 오는 정서적 불안감을 해소하는 데도 큰 도움이 된다. 또한 운동을 하면 협동심과 사회성을 높일 수 있고 자신의 운동 능력을 친구들과 비교해보기도 하면서 자신감과 긍정적이고 진취적인 사고를 키울 수 있게 된다.

지구력	유연성	근력	순발력	평형성	민첩성
농구	수영	턱걸이	탁구	롤러스케이트	검도
조깅	훌라후프	늑목 오르기	배드민턴	평균대	태권도
등산	농구	태권도	축구	스키	배드민턴
수영	뜀틀 운동	스케이트	스키	스케이트	제기차기
테니스	기계체조	검도	태권도	트램펄린	피구
핸드볼	스트레칭 체조	스키	농구	자전거	달리기
사이클링	야구	평행봉	높이뛰기	기계체조	왕복 달리기

고등학생(17세~19세)을 위한 운동 종목

고등학생은 17세에서 19세에 해당하는 시기로서 발달 과정으로 봤을 때 일생 중 가장 중요한 때라고 할 수 있다. 또한 제2의 성장기로서 신체적으로나 생리적으로 급속한 변화가 이루어지는 시기이며 지적, 정서적 그리고 사회적으로도 가장 급격한 변화를 보인다.

이때는 신장, 체중, 가슴둘레 등과 더불어 체격, 골격, 근육이 눈에 띄게 발달해서 남자아이는 남자답게 여자아이는 여자답게 신체의 변화를 경험하는 시기이다. 이 시기에는 주어진 성 역할을 배우게 되며 이성에 대해 관심을 가지게 된다. 또한 지적으로도 성장해 올바른 가치관과 도덕관을 체험하게 되어 인생관이 생기고 자아의식이 명확해지는 한편 독립심이 강해지는 시기이다.

하지만 한편으로 청소년들의 행동은 이성적이고 객관적이라기보다는 정열적이며 유아독존적이 될 수도 있다. 그러므로 학교생활에서 교사의 올바른 가르침과 교우 관계를 통하여 올바른 사회적 능력을 높일 수 있도록 해야 한다.

이 시기에 규칙적으로 운동을 하면 근육섬유가 비대해져서 근력이 증진되는 것은 물론 혈액순환이 활발해져서 필요한 영양소와 산소가 많이 운반되면서 근지구력과 심폐 지구력도 좋아진다. 따라서 운동 부족으로 지방이 쌓여 생기는 비

지구력	유연성	근력	순발력	평형성	민첩성
농구	수영	노 젓기	권투	수영	검도
축구	유도	역기	배드민턴	평균대	태권도
등산	농구	태권도	축구	스키	배드민턴
수영	뜀틀 운동	스케이트	스키	스케이트	줄넘기
테니스	기계체조	검도	태권도	트램펄린	피구
조깅	스트레칭 체조	스키	농구	자전거	테니스
산악자전거	볼링	양궁	라켓볼	한 발 서기	스쿼시

만에 대한 여러 문제를 해결할 수 있다.

체력을 측정한 뒤 자신에게 부족한 체력 요인이 무엇인지 알아서 이를 보완할 수 있는 운동을 하면 체력을 증진시킬 수 있다.

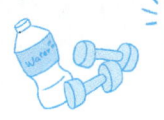

❶ 바벨 들어 올리기(어깨 운동)

두 손으로 바벨을 잡고 어깨 근처에서 받친다. 그리고 두 팔을 쭉 펴서 바벨을 머리 위로 들어 올린다. 이 운동을 할 때는 자세가 한쪽으로 기울지 않고 좌우가 균형이 맞도록 하는 것이 중요하다.

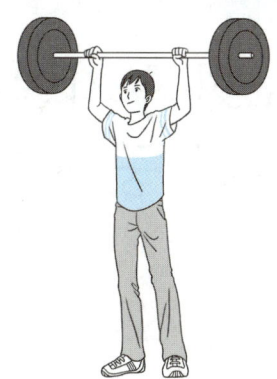

❷ 바벨을 메고 무릎 굽혀 펴기(다리 및 전신 운동)

어깨 위에 바벨을 메고 일어서서 등을 편 채로 무릎과 허리를 굽혀 앉았다가 일어난다.

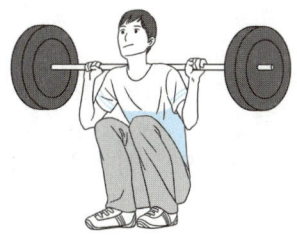

❸ 바벨 굽혀 올리기(등 운동)

두 손바닥을 몸 앞쪽을 향해 펴서 바벨을 잡고 하복부 앞까지 내린다. 윗몸을 약간 앞으로 비스듬히 구부리다가 갑자기 윗몸을 위로 젖히면서 반동을 이용해 바벨을 양쪽 어깨 위까지 올린다.

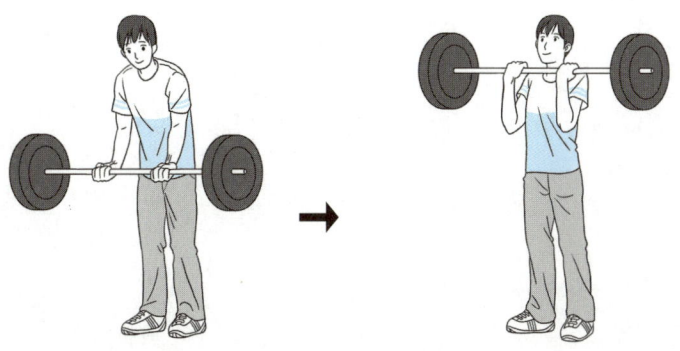

5

노화를 지연시킬 수 있다
성인, 중년 그리고 노년

일반적으로 성인은 신체적·정신적·사회적으로 성취감을 갖기 위해 노력하는 기간이며 중년이 되면 생활의 안정감을 찾고자 하는 시기이다. 하지만 이 시기에는 은퇴를 대비해야 하며 여성의 경우는 폐경이라는 생리적 변화가 나타나는 시기이기도 하다. 또한 65세 이후에는 만성질환이 생기는 것을 최대한 줄일 수 있도록 해야 하며 만성질환을 예방하기 위한 영양이나 운동, 스트레스 해소, 성생활에 대하여 좀 더 신경을 써야 하기도 하다.

성인, 중년, 노년을 위한 체력 측정

근지구력 측정하기

다리 펴고 앉아서 발끝으로 8자 그리기(복부)

다리를 앞으로 곧게 펴고 앉은 자세에서 손바닥을 뒤로 하여 몸을 지탱하고 발을 지면으로부터 30cm 정도 든다. 그리고 발끝에 힘을 모아 8자를 쓴 횟수를 측정한다. 측정 시간은 1분으로 하며 평가는 아래의 표와 같다.

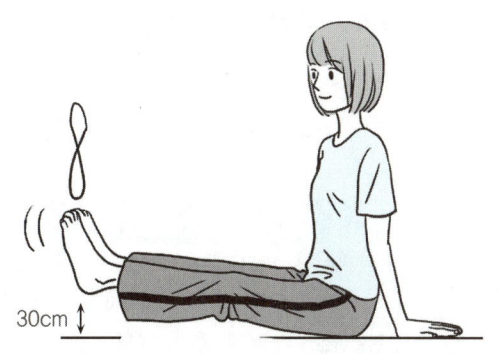

30cm

● 발끝으로 8자 그리기로 본 근지구력

(남성)   (회)

연령	20~35	36~49	50~64	65세 이상
뛰어남	〉25	〉20	〉15	〉10
보통	20~25	15~20	10~15	5~10
뒤떨어짐	〈20	〈15	〈10	〈5

(여성)   (회)

연령	20~35	36~49	50~64	65세 이상
뛰어남	〉22	〉17	〉14	〉8
보통	17~22	11~17	7~14	3~8
뒤떨어짐	〈16	〈11	〈7	〈3

양손 허리에 대고 앉았다 일어서기(다리)

허리에 양손을 대고 자연스럽게 허리를 곧게 편 자세로 20초간 앉았다 일어서기를 실시한다. 앉았다 일어서기는 다리 근육을 이용하여 전신 근지구력을 측정해보는 데 그 목적이 있다. 앉았다 일어설 때, 상체를 구부리지 않도록 주의한다. 평가는 아래 표와 같다.

● 양손 허리에 대고 앉았다 일어서기로 본 근지구력

(남성) (회)

연령	20~35	36~49	50~64	65세 이상
뛰어남	〉19	〉16	〉13	〉10
보통	17~19	14~16	11~13	8~10
뒤떨어짐	〈17	〈14	〈11	〈8

(여성) (회)

연령	20~35	36~49	50~64	65세 이상
뛰어남	〉16	〉13	〉10	〉7
보통	13~16	10~13	7~10	4~7
뒤떨어짐	〈13	〈10	〈7	〈4

윗몸 앞으로 굽히기로 유연성 측정하기

다리를 모으고 자연스럽게 앉은 자세에서 팔을 앞으로 뻗고 허리를 굽힌다. 손끝이 발끝에 닿지 않는 경우는 (–)로 표시힌다. 평가는 아래 표와 같다.

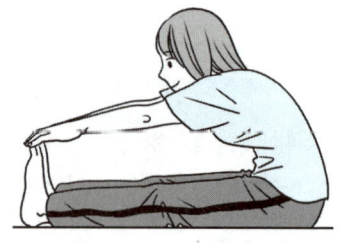

● 윗몸 앞으로 굽히기로 본 유연성

(남성)　　　　　　　　　　　　　　　　　　　　　　　　　　　(회)

연령	20~35	36~49	50~64	65세 이상
뛰어남	〉13	〉10	〉6	〉3
보통	9~13	6~10	3~6	0~3
뒤떨어짐	〈9	〈6	〈3	〈0

(여성)　　　　　　　　　　　　　　　　　　　　　　　　　　　(회)

연령	20~35	36~49	50~64	65세 이상
뛰어남	〉17	〉14	〉11	〉7
보통	10~17	7~14	5~11	2~7
뒤떨어짐	〈10	〈7	〈5	〈2

계단 오르기로 심폐 지구력 측정하기

아파트라든가 빌딩의 계단을 한 차례도 쉬지 않고 한 번에 오른다. 평가는 아래 표와 같이 하면 된다.

● 계단 오르기로 본 심폐 지구력

(남성)　　　　　　　　　　　　　　　　　　　　　　　　　　　(층)

연령	20~35	36~49	50~64	65세 이상
뛰어남	〉10	〉8	〉6	〉4
보통	8~10	6~8	4~6	3~4
뒤떨어짐	〈8	〈6	〈4	〈3

(여성)　　　　　　　　　　　　　　　　　　　　　　　　　　　(층)

연령	20~35	36~49	50~64	65세 이상
뛰어남	〉8	〉6	〉5	〉4
보통	6~8	5~6	4~5	3~4
뒤떨어짐	〈6	〈5	〈4	〈3

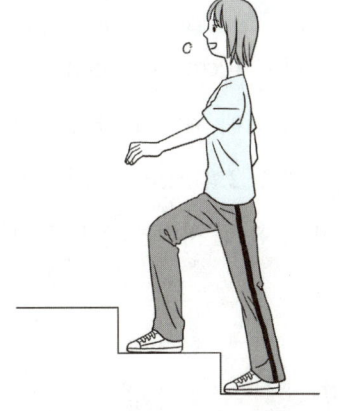

기준선에 어깨 넓이 정도 다리를 벌리고 선 상태에서 팔의 방향을 뒤로했다가 앞으로 펴면서 제자리멀리뛰기를 한 다음, 발뒤꿈치의 착지점과 기준선 사이의 거리를 직각으로 계측한다.

● 넓이 뛰기로 본 순발력

(남성) (cm)

연령	20~35	36~49	50~64	65세 이상
뛰어남	〉245	〉225	〉204	〉179
보통	226~245	205~225	180~204	160~179
뒤떨어짐	〈226	〈205	〈180	〈160

(여성) (cm)

연령	20~35	36~49	50~64	65세 이상
뛰어남	〉160	〉140	〉120	〉100
보통	141~160	121~140	101~120	80~100
뒤떨어짐	〈141	〈121	〈101	〈80

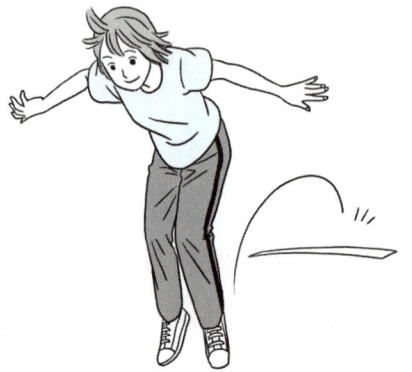

눈 뜨고 한 발 서기로 평형성 측정하기

가로 10cm, 세로 4cm, 높이가 5cm인 받침대를 마련하고, 눈을 뜬 채 한쪽 발로 받침대 위에 올라서서 오랫동안 지탱할 수 있는 시간을 측정한다. 측정하기 전에 1~2회 징도 연습을 하고, 본 측정은 2회 정도 해서 최고치를 기록한다. 눈 뜨고 한 발 서기는 정적인 평형 능력을 알아볼 수 있다.

● 눈 뜨고 한 발 서기로 본 평형성

(남성)   (초)

연령	20~35	36~49	50~64	65세 이상
뛰어남	>60	>50	>40	>30
보통	45~60	35~50	25~40	15~30
뒤떨어짐	<45	<35	<25	<15

(여성)   (초)

연령	20~35	36~49	50~64	65세 이상
뛰어남	>50	>45	>35	>25
보통	40~50	35~45	20~35	10~25
뒤떨어짐	<40	<35	<20	<10

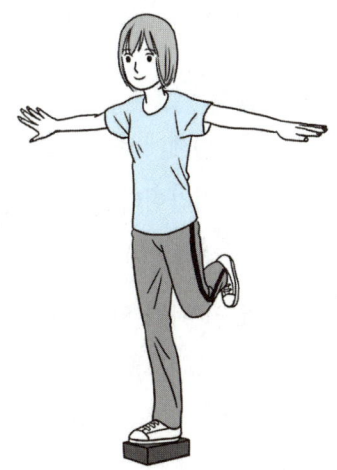

양발 모아 전후좌우 뛰기로 민첩성 측정하기

가로, 세로 30cm인 정사각형 평면 위에서 자연스럽게 양발을 모으고 양손을 허리에 댄 자세에서 10초 동안 앞-제자리-뒤-제자리-좌-제자리-우-제자리 순서로 이동을 반복한다. 한 번 움직일 때마다 1회로 계산한다.

● 양발 모아 전후좌우 뛰기로 본 민첩성

(남성)   (회)

연령	20~35	36~49	50~64	65세 이상
뛰어남	>30	>26	>22	>18
보통	25~30	21~26	17~22	14~18
뒤떨어짐	<25	<21	<17	<14

(여성)   (회)

연령	20~35	36~49	50~64	65세 이상
뛰어남	>27	>23	>19	>15
보통	24~27	20~23	16~19	13~15
뒤떨어짐	<24	<20	<16	<13

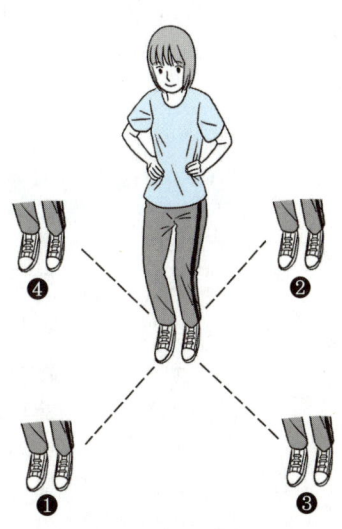

성인(20~39세)을 위한 운동 종목

성인 남성

보통 20세에서부터 39세의 시기는 신체적, 정신적, 사회적으로 안정을 위해 노력하는 기간이다. 또 이 시기는 청년에서 중년으로 가는 기간이기도 하며, 부모로서 자녀를 양육하고 사회적으로는 가장 활발한 활동을 하는 시기이다.

성인이 되면 학창 시절에 이어 강하고 활발한 생리적 기능 혈액순환, 호흡, 소화, 배설, 생식 등의 모든 작용을 나타내며 근력이 최대에 이를 뿐만 아니라 신진대사와 심장 기능, 산소 섭취 능력이 뛰어나다. 그러나 35세 이후에 운동이 부족하면 체력과 생리적 기능이 떨어지기 시작하여 호흡 순환 기능과 감각기능뿐만 아니라 근력이 저하되어 피로를 쉽게 느끼며 과로로 인한 피로가 풀리지 않고 오래 남게 된다.

이 시기에는 과다한 흡연, 음주 등으로 체내의 지방량이 많아지면 심혈관계 질환이나 당뇨병, 고혈압, 호흡기 질환 등이 발생하게 된다. 따라서 식사 조절, 운동 그리고 적당한 휴식을 해서 질병이 생기는 것을 예방해야 하며 만성 질환이 생기더라도 조기에 발견할 수 있도록 건강검진을 받아 치료를 해야 하는 등 건강에 신경을 많이 써야 할 시기이기도 하다.

● 성인 남성을 위한 권장 운동 종목

지구력	유연성	근력	순발력	평형성	민첩성
농구	수영	노 젓기	역도	수영	검도
축구	유도	역기	배드민턴	골프	태권도
등산	농구	태권도	축구	스키	배드민턴
수영	족구	스케이트	스키	스케이트	줄넘기
테니스	골프	검도	태권도	국궁	농구
조깅	스트레칭 체조	스키	농구	사이클	테니스
사이클	볼링	양궁	라켓볼	검도	스쿼시

20대와 30대 초반의 남성은 역기, 철봉, 평행봉 등을 이용하여 근육의 굵기를 크고 두껍게 만들어 피로를 느끼지 않고 일상생활을 잘 할 수 있도록 체력관리를 하고 달리기, 테니스, 검도, 스케이트 등의 운동으로 지구력을 키우도록 한다.

성인 여성

성인 여성의 시기는 학창 시절에서 벗어나 가정이나 사회에서 활발히 역량을 수행하는 시기이다. 성인 여성은 월경, 임신 등 생리적으로 많은 변화를 가지게 되고 20대 후반이 되면 체력이 급격히 떨어지게 되며 출산 이후에는 생리적 저하 현상이 더욱 뚜렷하게 나타난다.

일반적으로 성인 여성의 근육량은 전체 체중의 약 23%인 반면 남성의 경우는 40% 정도이다. 따라서 여성들은 활동량이 줄어들면 몸 안에 지방이 축적되어 비만이 된다. 이와 같이 몸 안에 체지방량이 과다하게 축적되면 고혈압이나 당뇨병 등의 성인 질환이 나타나게 되므로 운동이 더욱 필요하게 된다.

● 성인 여성을 위한 권장 운동 종목

지구력	유연성	근력	순발력	평형성	민첩성
탁구	수영	노젓기	줄넘기	볼링	탁구
배구	에어로빅 체조	아령	배드민턴	사이클	게이트볼
등산	탈춤	볼링	볼링	스키	배드민턴
수영	게이트볼	스케이트	계단 오르기	수영	줄넘기
테니스	볼링	검도	등산	무용	피구
조깅	스키	농구	자전거	테니스	검도
사이클	골프	양궁	라켓볼	에어로빅 체조	에어로빅 체조

실제로 일상생활 속에서 반복적인 일을 많이 한다고 하더라도 그런 일들은 운동처럼 혈압과 맥박을 일정한 수준으로 증가시켜 지속시키는 효과는 없다. 따라서 오히려 피로를 더 쌓이게 할 수 있다.

또한 이 시기에는 가정에서의 대화 부족 등으로 소외감을 느낄 수 있는데, 그렇게 되면 생리적으로 뿐만 아니라 정신적으로도 건강을 해치게 된다. 따라서 규칙적인 운동을 통해 스트레스를 해소해서 자신감을 갖도록 하고 피로를 느끼지 않도록 체력을 향상시키는 것이 무엇보다 중요하다. 여성들은 여성의 생리적 특성에 알맞은 수영이나 조깅, 자전거 타기 등을 하는 것이 좋다.

중년(40~59세)을 위한 운동 종목

중년 남성

중년기는 40~59세의 시기로서 신체적 특성으로는 외관상 머리가 희어지고 얼굴에 주름이 늘어난다. 또한 근육량이 감소하고, 뼈의 밀도가 떨어져서 요통 등의 관절 질환이 주로 발생하게 된다.

따라서 중년기에는 규칙적인 운동과 올바른 생활 습관을 통하여 만성질환이 생기지 않도록 예방하는 것이 중요하고, 질환을 조기에 발견하여 치료할 수 있어야 한다.

우리나라 중년 남성의 사망률은 세계 1위라고 한다. 이러한 현상은 운동 부족, 과도한 스트레스, 불규칙한 생활 습관, 지방질 음식의 과다 섭취가 주원인이다. 그러므로 중년 남성에게는 특히 운동이 꼭 필요하다. 운동은 생활의 압박감에서 벗어나게 해서 긴장감을 완화시켜 주고 여유를 갖도록 해주며, 여러 사람과 같이 운동을 하면서 협동심과 인간관계를 넓힐 수 있게 해준다.

지구력	유연성	근력	순발력	평형성	민첩성
축구	골프	노 젓기	계단 뛰기	수영	검도
조깅	유도	역기	배드민턴	사격	족구
등산	농구	태권도	축구	스키	배드민턴
수영	수영	스케이트	탁구	스케이트	줄넘기
테니스	노 젓기	검도	태권도	탈춤	사격
러닝머신	족구	스키	농구	자전거	테니스
고정식 자전거	볼링	양궁	라켓볼	볼링	스쿼시

40대와 50대에는 체조를 생활화하며 조깅, 수영, 골프, 등산, 배드민턴 등을 꾸준히 해서 지구력과 유연성을 높이는 것이 좋다.

중년 여성

여성은 남성과 달리 40, 50대가 되면 체력이 급격히 저하된다. 특히 월경의 양이 적어지거나 불규칙적이 되는 등 나이가 들어감에 따라 생리적인 변화가 오면 심리적으로나 신체적으로도 큰 변화를 느끼게 된다.

● 중년 여성을 위한 운동 종목

지구력	유연성	근력	순발력	평형성	민첩성
탁구	수영	탈춤	줄넘기	볼링	탁구
걷기	에어로빅 체조	아령	배드민턴	사이클	탈춤
등산	탈춤	볼링	볼링	스키	배드민턴
수영	게이트볼	스케이트	계단 오르기	수영	줄넘기
테니스	볼링	검도	등산	무용	
게이트볼	스키	골프	자전거	에어로빅 체조	
사이클	골프	국궁			

신체적으로는 50세가 넘으면 여성호르몬의 분비가 감소해서 뼈의 밀도가 떨어지고 골다공증, 동맥경화증, 뇌졸중과 같은 순환기 질환에 걸릴 위험이 높아지게 된다. 따라서 등산, 걷기, 조깅, 수영, 야산 오르기, 러닝머신, 아령 들고 걷기 등을 꾸준히 하는 것이 좋다. 특히 아령 들고 걷기나 발목에 모래주머니 차고 걷기, 배낭 메고 걷기 등은 근력을 증가시킬 뿐만 아니라 뼈에 칼슘이 쌓일 수 있도록 도와주기 때문에 골다공증 등을 예방하는 데 매우 효과적이다.

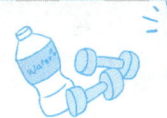

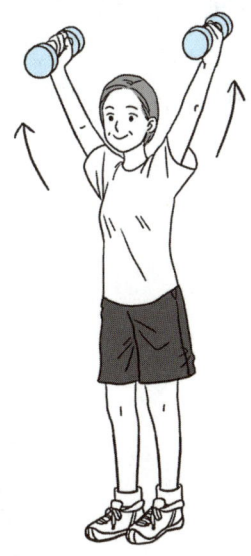

❶ 덤벨 옆으로 올리기

두 손으로 덤벨을 잡고 몸 옆으로 내렸다가 두 팔을 편 채로 어깨 높이 이상 옆으로 들어올린다. 중량은 1.0kg×10회×2번, 2.0kg×10회×2번, 3.0kg×10회×2번이 적당하다.

❷ 덤벨 가지고 오르내리기(다리 및 전신운동)

덤벨을 두 손에 잡고 높이 약 30cm의 계단이나 벤치를 오르고 내린다.

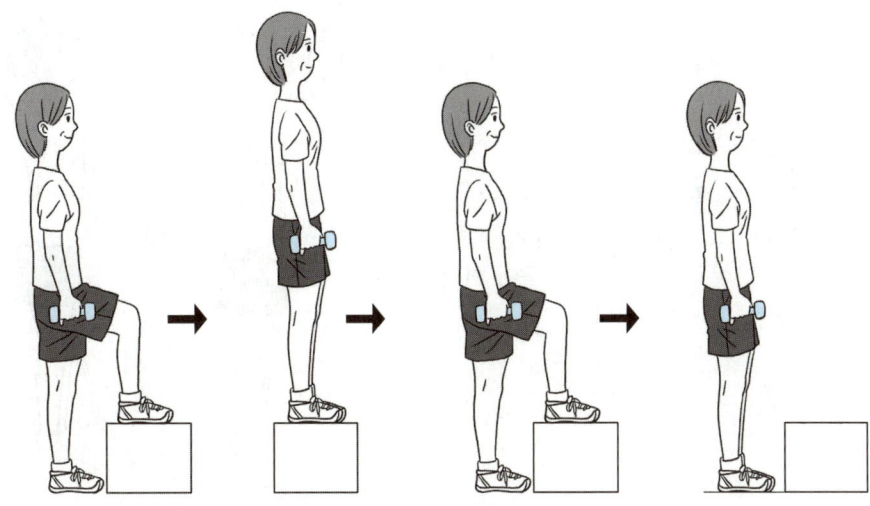

❸ 덤벨 잡고 무릎 굽혀 펴기(다리 및 전신운동)

높이 4cm 정도의 나무토막 위에 두 발의 뒤꿈치를 대고 앉으면서 두 손을 펴서 덤벨을 잡는다. 등을 곧게 편 채로 두 다리를 뻗어서 완전히 일어났다가 다시 앉는다.

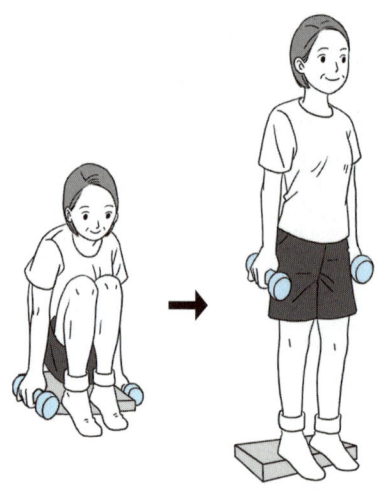

❹ 덤벨 흔들어 올리기

손바닥을 몸 쪽으로 하고 앞으로 숙이면서 일어난다. 그 다음 윗몸을 뒤로 젖히면서 그 반동을 이용하여 두 손을 들어 머리 위에 덤벨을 흔들어 올린다

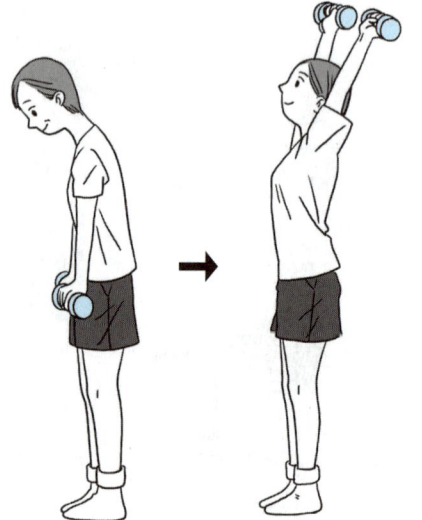

노년(60세 이상)을 위한 운동 종목

노인은 60세 이상의 연령층으로, 마음은 그렇지 않지만 체력이 많이 떨어져 있으므로 피로를 쉽게 느끼게 되고 내장 기능의 면역 능력이 저하되어 영양 섭취가 나빠지거나 소화 기능이 떨어지게 된다. 또한 뼈의 밀도가 감소하고 근육이 위축되어 외상을 입기가 쉬운데, 젊을 때와는 달리 부상을 당해도 회복할 수 있는 능력이 떨어지므로 미끄러지거나 부딪치는 경우를 조심하여야 한다.

노년에는 생리적으로 고혈압, 당뇨, 비만 등의 만성적 질환이 생기게 되며 정신 기능도 뒤떨어지게 되기 때문에 흥미와 의욕이 줄어들고 활동력이 감소된다. 또한 친구나 배우자의 죽음으로 인하여 고독감이나 우울증을 느끼기 쉽다. 따라서 노년의 규칙적인 운동은 삶의 질을 향상시키는 것은 물론 일을 할 수 있는 능력을 높이고 즐거운 오락을 제공해 줄 수 있다.

노년에는 걷기, 야산 오르기, 집에서 텔레비전이나 음악을 들으며 고정식 자전거 타기, 러닝머신 등에서 걷기 등의 운동을 하면 좋다. 평소 운동을 하지 않던 노인들은 유연성을 향상시키는 스트레칭 운동을 하면 도움이 된다.

● 노인을 위한 운동 종목

지구력	유연성	근력	순발력	평형성	민첩성
러닝머신	수영	노젓기	탁구	수영	검도
산책	체조	아령	배드민턴	평균대	아령
등산	볼링	스키	조깅	스키	스키
수영	게이트볼	인도어 골프	스키	한 발 서기	배드민턴
테니스	골프	검도	제자리뛰기	게이트볼	탈춤
조깅	양궁	볼링	검도	자전거	제자리뛰기
고정식 자전거	무용	국궁			

고령일수록 운동 강도는 점점 약하게 하고 지속 시간은 길게 하는 것이 바람직하다. 운동이 끝난 뒤 한 시간이 지나도 계속 피로하거나 수면 장애가 있는 경우는 운동이 과다해서 오는 증상이므로 운동량을 줄이도록 한다.

운동기구를 사는 데도 길일吉日이 있다.

필자를 자주 찾아오는 할아버지 한 분이 계셨는데 천식을 앓고 계셨다. 그래서 폐활량 검사를 해보니 의외로 결과는 정상이었다.

필자는, "할아버지, 천식이 생길 때는 5분 정도 운동을 한 다음 1분 쉬는 것을 네 번 정도 반복하세요" 하고 처방을 해드렸다. 할아버지는 그러마 하고 다음에 오는 날을 예약하고 가셨다.

그리고 날씨가 추워지자 할아버지께서는 집 안에서 운동을 할 방법은 없냐고 물으셨다. 그래서 필자는 마음에 드는 고정식 자전거 하나를 거실에 들여놓고 텔레비전을 보면서 운동을 하라고 권해드렸고, 얼마 지나 할아버지께서 열심히 운동을 하고 계시는지 확인 차 전화를 걸었다. 하지만 생각과는 달리 할아버지는 운동을 아직 시작조차 않고 계셨다. 자전거 들어오는 길일(吉日)이 며칠날이기 때문에 그때까지 기다리고 있다는 대답이었다.

정말 길일에 맞춰 들여온 자전거는 이제 할아버지께서 너무나 아끼시는 물건이 되었으며, 자전거 운동 덕분에 할아버지의 병세는 호전되었고 체력도 매우 향상되셨다.

많은 사람들이 운동기구를 가정에 구비하여 규칙적으로 운동을 한다면 질병을 예방할 수 있고 체력을 향상시킬 수 있는 좋은 방법이라는 것을 다시금 느끼게 된다.

Part
5

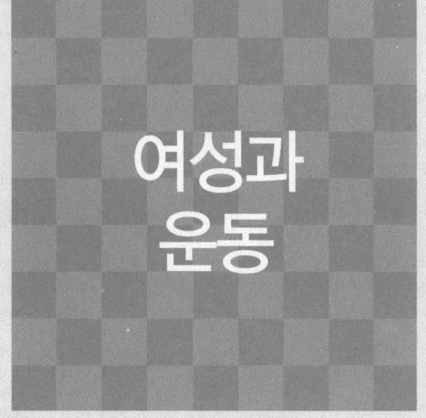

여성과
운동

여성을 위한
평생 건강 관리

여성은 남성 같은 근육을 가지기 어렵다

남성들은 힘을 추구하고 상대적으로 여성들은 미를 추구하는 경향이 있다고 한다.

사람의 체내에는 어느 정도의 지방이 있는데 그 지방의 양은 개인과 성별에 따라 차이가 많다. 남성의 경우 이상적인 체지방량은 체중의 15% 정도이며 여성은 23% 정도이다. 여성의 근육은 남성의 50% 정도밖에 안 되는데, 이것은 여성호르몬인 에스트로겐이 체내 근육을 위축시키기 때문이다. 그리고 남자들의 몸은 테스토스테론이라는 호르몬의 작용으로 근육이 쉽게 커지지만 여성은 이 호르몬의 양이 적기 때문에 상대적으로 남성과 같은 근육을 가지기는 어렵다. 지구력 운동에 있어서도 10세 이전에는 남녀의 차이가 별로 없지만 10세가 지나면 남성의 운동 능력이 여성보다 20% 정도 증가된다.

월경 때는 가벼운 운동이 좋다

월경은 난자가 수정되지 않았을 때 자궁의 안쪽 벽에서 자궁점막이 출혈되어 분비물과 같이 주기적으로 배출되는 여성의 생리 현상이다.

과거에는 운동을 하는 것이 여성의 생리 현상에 나쁜 영향을 미친다는 오해가 있었다. 하지만 요즘은 월경을 신체 주기 현상의 하나로 생각하고 있으며 일상생활에서 큰 문제가 되지 않는다. 또한 생리 주기를 조절하는 호르몬은 맥박, 호흡수, 기초체온, 전체 혈액량에서 차지하는 적혈구 비율에 영향을 준다.

월경 중에 운동을 할 때는 자신이 발휘할 수 있는 최대 운동 능력의 50~70% 정도의 강도가 적합하다. 월경 중에 운동을 하면 우리 몸에 있는 일정한 양의 혈액이 운동 중인 근육으로 이동하기 때문에 신장이나 대장, 자궁 등으로 보내지는 혈액량이 줄어든다. 따라서 극심하게 운동을 하면 월경량이 줄어들게 되며 운동 후에는 내장근자궁의 혈류량이 급격하게 증가해서 출혈이 생길 수 있다. 따라서 너무 오랫동안 힘든 운동을 하는 것은 피해야 한다. 50~70%의 강도란 운동을 하면서 옆 사람과 대화가 가능한 정도라고 생각하면 된다. 또 운동 시간은 하루에 20~30분씩 격일로 하는 것이 바람직하다.

특히, 생리 기간 중에 수영을 하면 자궁내막이 세균에 감염될 위험이 있는데, 탐폰을 사용하고 수영 전후에 샤워를 깨끗이 하면 별 문제는 생기지 않는다.

규칙적으로 적당한 운동을 하면 여성들의 월경불순 등을 없애는 데 많은 도움이 될 뿐만 아니라 폐경기 이후의 여성들에게도 건강 증진에 많은 도움을 줄 수 있다.

출산 전 몸매로 돌아갈 수 있다 - 임신과 출산

출산 전 운동

흔히 임신 중에는 되도록 활동을 제한하고 무조건 안정을 하는 것이 좋다고 생각한다. 하지만 임신부가 적절한 운동을 하면 임신 때문에 생길 수 있는 근력 약화, 비만, 정신적 스트레스를 해소할 수 있다. 임신부가 할 수 있는

태아의 심장 박동수

태아의 심박수를 측정할 수 있는 기기가 있는 병원에서 측정을 해야 한다.

운동으로는 수영과 의자에 앉아서 고정식 자전거 타기, 걷기 등이 있으며 일주일에 격일로 3회 정도 하면 좋다.

임신부가 운동을 할 때는 운동 전에 태아의 심장 박동수와 자신의 혈압, 맥박 등을 측정하고 운동을 해야 임신부와 태아에게 모두 안전한 운동이 될 수 있다. 운동 중에는 심박수가 분당 140회 조금 힘들다고 느끼는 정도를 넘지 않도록 하며 운동 시간은 한 번에 15분을 넘지 않는 것이 좋다. 호흡은 입으로 자연스럽게 하면 된다.

후덥지근한 날에는 되도록 운동을 피하는 것이 좋은데, 임신부는 피부를 통해 열을 식히기 때문에 더위를 느끼지 못할 수도 있지만 어린 태아는 체온이 높아져서 위험해 질 수 있으므로 주의해야 한다. 운동 전과 후에는 물을 충분히 마시도록 하며 운동 중이라도 물을 마시고 싶으면 운동을 중단하도록 한다.

또한 임신 후반기는 체중이 많이 늘어나고 골반을 구성하는 뼈들의 결합이 아주 느슨해지는 시기이다. 그러므로 이때는 허리에 무리가 가는 운동은 피해야 한다.

수영은 임신부에게 좋은 운동인데 먼저 따듯한 물에서 샤워를 한 다음 물속에서 가볍게 체조, 걷기 등을 하거나 킥보드와 오리발을 이용하여 수영

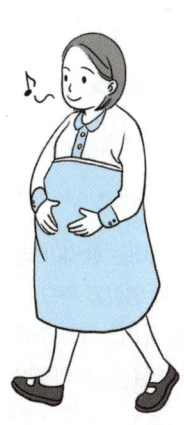

● 일주일에 3일 정도 즐겁게 걷기, 수영, 고정식 자전거 타기 등을 하면 좋다.

241

을 하면 된다. 이런 방법으로 수영장에서 운동을 하면 신체의 부담이 별로 없으므로 좋은 운동이 될 수 있다.

출산 후 운동

출산 후 회복하는 데 걸리는 기간은 개인에 따라 차이가 있다.

보통 퇴원한 뒤에 걷기 등의 가벼운 운동을 생활화하면 출산으로 인해 체력이 떨어지는 것을 막을 수 있다. 그러나 본격적으로 운동을 할 수 있으려면 출산 후 6~16주 정도 기다려야 한다. 관절이 본래의 기능을 회복하는 데 이 정도 기간이 걸리기 때문이다. 그러므로 출산 후에는 2개월 정도가 지난 뒤에 운동을 하는 것이 좋다.

어느 정도 몸이 회복되고 낮은 강도로 윗몸일으키기, 앉았다 일어서기 등을 하면 허리와 다리 부위의 근력이 강해지기 때문에 요통을 예방할 수 있다. 그리고 평상시 스트레칭을 꾸준히 해주면 건강은 물론 출산 전의 몸매로 돌아갈 수 있다.

실외에서 운동을 할 때는 부드러운 패드가 들어있는 지지 브래지어와 편안한

알·고·합·시·다
스포츠에서 여성의 장점과 단점

스포츠에서 여성이 유리한 점은 운동을 할 때 생기는 열의 손실을 이겨내는 능력이 남성보다 높다는 점이다. 또 여성호르몬인 에스트로겐이 신체의 유연성에 영향을 주므로, 여성이 남성보다 유연하다. 따라서 체조와 같은 종목에서는 남성보다 유리하지만 주요 관절들이 연약하기 때문에 남성과 비교했을 때 무릎 등의 부위에 부상을 입을 확률이 높으며 회복도 늦다.

운동복을 입고 운동화, 양말 등을 신어야 한다. 또한, 운동을 하기 전에 아이에게 모유를 주어야 운동하는 데 편하다.

갱년기를 이긴다

여성은 20대 후반부터 체력이 떨어지기 시작한다. 하지만 운동을 하면 몸의 각종 기관들의 기능이 활발해져서 체력이 좋아지고 건강하게 지낼 수 있게 된다.

갱년기 증상

얼굴이 화끈거리거나 가슴이 두근거리며 우울한 감정을 자주 느끼는 현상

갱년기 전후의 여성을 대상으로 10~12주 동안에 중간 정도 강도의 유산소 운동과 근력 증진 운동을 실시해보았더니, 최대 산소 섭취량과 고밀도지단백 콜레스테롤이 증가하였으며 체지방량이 줄어들었고 뼈의 밀도도 좋아졌다.

갱년기 장애의 원인에는 생리적인 원인도 있겠지만 폐경에 의한 정신적, 사회 심리적 요인 등도 크게 작용한다. 그렇기 때문에 단순히 호르몬제의 투여만으로는 갱년기 증상이 좋아지지 않을 때가 많다. 또한 갱년기 여성은 젊었을 때보다 혈색소가 10~15% 정도 낮아져 산소 운반 능력과 지구력이 떨어지게 되며 운동 수행 능력이 저하된다. 이때 걷기, 에어로빅, 수영, 조깅 등 낮은 강도의 운동을 하면 기분 전환 효과가 있으며, 여러 사람이 같이 어울려 운동을 하면 사회적 충족감을 느끼게 되기 때문에 좋은 자극제가 된다.

갱년기 여성들의 건강을 위한 운동은 기본적으로 안전하고 효과적이며, 즐거워야 한다. 수영이나 걷기, 줄넘기 등은 갱년기 증상을 가지고 있는 중·고령자에게 알맞은 운동으로, 체지방을 줄일 수 있고 뼈의 밀도를 증가시키며 심박수를 낮출 수 있다.

호르몬 치료와 운동을 병행하자 - 폐경기

폐경 초기의 증상은 얼굴, 목, 가슴 등이 갑자기 화끈거리면서 열이 나고 가슴이 두근거리는 것이다. 속이 메스껍고 어지러운 느낌이 들며 두통도 생길 수 있다. 또한 폐경기에는 뼈의 밀도가 떨어지고 뼈의 구조에도 변화가 생기기 때문에 골절이 생기기 쉽다. 왜냐하면 여성의 골밀도는 30세에 최고치에 이른 뒤 서서히 감소하여 폐경기가 되면 골밀도가 매우 낮아지기 때문이다.

일단 이런 증상들이 나타나면 폐경이라고 생각할 수 있으며 에스트로겐 호르몬 치료와 보존적 치료식습관, 운동 등을 통한 치료가 필요하다. 호르몬 치료는 반드시 전문의와 상의를 해서 결정해야 한다. 일반적으로 집에서 할 수 있는 방법은 골다공증을 막기 위해 영양 섭취를 적절히 하는 것이다. 균형 있는 식사를 하고 유제품, 멸치, 뱅어포 등 칼슘이 많은 음식을 섭취하는 것이 좋다. 또한 담배와 술은 골다공증을 더욱 악화시키므로 피해야 한다.

젊었을 때 덤벨이나 아령, 모래주머니를 이용한 운동을 해서 근력을 강하게 만든 여성은 폐경기 이후에 생기는 골밀도의 손실이 운동을 하지 않았던 여성보다 상대적으로 적다. 폐경 이전의 여성이라도 이러한 운동은 많은 도움이 되기 때문에 권장할 만하다. 근력 운동은 근력을 강화시킬 뿐만 아니라 골밀도도 증가시킨다. 그렇지만 폐경기가 지난 여성이 근력 운동을 무리하게 하는 경우에는 골절이 생기기 쉽다. 따라서 운동을 할 때는 에스트로겐 호르몬 치료와 칼슘 섭취를 같이 해야 한다.

폐경기 여성을 위한 운동으로는 걷기, 달리기, 자전거 타기 등의 유산소성 운동과 근력 운동이 있으며 이 운동들은 심혈관계 질환, 비만, 근력 약화, 골다공증 그리고 우울증 등을 예방하고 완화시키는 데 도움이 된다.

운동을 할 수 있는 방

　　운동을 하고 싶어도 시간이 없다든지, 아니면 운동을 할 만한 장소가 없어서 운동을 포기하는 경우를 종종 보게 된다. 하지만 요즘은 시간과 장소에 구애받지 않고 운동을 할 수 있도록 집에 전용 운동방을 두는 경우가 많아지고 있다고 한다.

　　얼마 전에 주택 설계사인 친구를 만났는데, 최근에는 아파트나 단독주택을 설계할 때 아예 운동방을 따로 넣는 일이 많다면서 그곳에 어떤 운동 장비를 구비해놓아야 하느냐고 묻는 것이었다. 필자는 서슴없이 고정식 자전거, 러닝머신, 스테퍼 등을 추천했다. 그리고 부드러운 조명이라든가 텔레비전, 오디오 등을 구비해서 편안한 마음으로 운동할 수 있는 환경을 만들어 주는 것이 좋을 것 같다고 말했다.

　　과거와는 달리 운동에 대한 사람들의 관심이 높아지면서 이제는 집을 설계할 때부터 운동을 할 수 있는 방을 따로 마련한다고 하니 더욱 많은 인구가 운동에 참여하여 건강한 삶을 누릴 수 있지 않을까 생각된다.

Part

6

운동을 하다가
다쳤을 때

1

부상의
종류와 치료

　운동을 하다가 부상을 당했을 때 '운동 손상'이라는 말을 사용할 수 있다. 운동 손상은 손상이 생기는 원인에 따라 '외인적 손상'과 '내인적 손상'으로 나눌 수 있다. 외인적 손상이란 부딪히거나, 맞거나, 넘어져서 생기는 손상을 말하며 내인적 손상이란 환자가 무리하게 운동을 했을 때 발생하는 손상을 말한다.

　운동 손상은 돌발적인 사고에 의해서 발생하기도 하고 특정 근육이나 관절을 지나치게 많이 사용해서 생기는 손상은 체력에 비해 운동 강도와 운동량이 너무 강한 경우에 생기며 주로 건염, 관절염, 피로 골절 등이 있다. 돌발적인 사고에 의한 손상은 축구, 농구, 핸드볼 등과 같이 충돌이 잦은 운동을 하거나 등산, 스키, 체조 등의 운동을 할 때 잘 발생하며 골절, 탈골, 염좌, 좌상 등이 잘 생긴다.

　또한 시설이나 장비가 미비하거나, 운동 기술이 부족하거나, 체력이 저하되어 있는 경우에도 잘 발생한다.

> **피로 골절(스트레스 골절)**
> 뼈의 일정한 부위에 반복되는 충격이 가해져 과로한 뼈에 장애가 생기는 것을 말한다.

물집

물집수포은 새 운동화를 신었을 때 발과 신발의 마찰에 의해서 특히 많이 발생한다. 따라서 운동화는 뒤꿈치의 충격을 흡수할 수 있으면서 발뒤꿈치를 잘 보호할 수 있는 것을 선택하는 것이 좋다. 새 신발이라면 운동할 때 바로 신지 말고 며칠간 가볍게 신고 다니면서 길을 들인 후에 신는 것이 좋다. 그리고 양말이 흘러내려 뭉치게 되면 물집이 더욱 잘 잡히므로 양말을 갈아 신어야 한다.

물집이 생기면 상처 부위를 소독한 다음 살균된 바늘로 찔러 액체를 빼내고 상처 부위에 연고를 바른 뒤 거즈로 상처를 덮어 마찰이 되지 않도록 한다.

염증

염증은 신체에서 손상된 조직을 치료할 때 나타나는 반응이다. 압박이나 마찰, 반복적으로 외부의 힘을 받거나 몸에 상처가 났을 때 생긴다.

염증의 증상은 다친 부위가 아프고 열이 나는 것이다. 염증 부위를 만지면 통증을 느끼게 되는데, 이럴 때에는 통증 부위를 높게 하고 차가운 수건이나 얼음 주머니를 이용해서 열을 식혀주면 통증이 사라지게 된다. 단, 염증 부위의 열을 식힐 때는 15분을 넘지 않도록 해야 한다.

운동을 한 뒤 어깨, 무릎, 발목 등에 통증이나 염증이 느껴지지 않더라도 차가운 수건 등으로 관절 부위를 식히면 염증을 예방할 수 있다.

염좌

염좌삐는 것란 근육이나 건 또는 인대가 외부의 힘에 의해 지나치게 늘어나 그중 일부가 찢어지거나 끊어진 것을 말한다. 근육이나 건이 늘어난 것을 스트레인

Strain이라고 하며 인대가 늘어나면 스프레인Sprain이라고 한다. 운동 전에 스트레칭 체조나 준비운동 등을 하면 염좌를 예방할 수 있으며 차가운 수건이나 얼음주머니 등을 이용하면 염좌 때문에 생긴 부기를 가라앉힐 수 있다.

건염

건염은 뼈와 근육을 연결하는 부위에 반복적이거나 지나친 자극이 가해져서 염증 반응이 일어난 것이다. 이것은 근육이 너무 경직되어 운동 시 건이 자극을 받아 염증이 생기는 것이므로 언제나 스트레칭 체조를 하고 본 운동에 들어가야 한다. 그리고 건염이 발생하면 약 2주간은 휴식을 취하는 것이 좋다.

> **비복가자미근**
> 무릎에서 발목까지의 부분인 하퇴 뒤쪽에 있는 장딴지 근육

발뒤꿈치와 비복가자미근을 연결하는 아킬레스건에 염증이 생기면 아킬레스건염이라고 한다.

좌상

좌상이란 날카롭지 않은 둔한 물체로 맞거나 해서 피하조직에 손상을 입어 멍이 든 것을 말한다. 붓는 정도나 상처 부위의 내출혈 정도는 상처가 심각한 정도에 따라 다르다. 3일 정도는 안정을 취한 뒤 차가운 찜질을 하고 휴식을 취하는 것이 좋다.

열상

열상은 칼이나 유리 조각 같은 날카로운 물체에 베이거나 찔려서 피부가 찢어진 것을 말한다. 응급 상황이므로 우선 상처 부위를 깨끗이 하고 즉시 응급실로 이송해서 치료를 받도록 한다.

근육통

근육통은 운동 중에 타박상을 입거나 무리한 강도로 운동을 해서 미세한 근섬유가 파열되거나 경련에 의해서 주로 발생한다. 또 운동을 새로 시작하거나 운동 습관을 바꾸어도 근육조직이 손상돼서 근육에 통증을 느끼게 된다. 특히 운동을 중단했다가 다시 시작하는 경우에는 약한 강도에서 시작해서 점차 강도를 높이는 것이 좋다.

준비운동을 할 때 약한 부위는 스트레칭 체조를 반복하면 운동 때문에 생긴 근육통이 점차 사라진다. 또 시합 전에 스트레칭 체조를 해서 근육을 최대한 늘려 주면 근육통을 예방할 수 있다.

근육경련

근육 경련은 강도 높은 운동을 할 때 특정 부위의 근육이 경직되면서 통증과 경련이 나타나는 현상이다. 또한 준비운동 없이 갑자기 무거운 물건을 들거나, 밤에 잠을 충분히 자지 못해서 신체의 기능이 떨어져 있는 경우에도 나타날 수 있다.

근육 경련을 예방하려면 준비운동을 충분히 하는 것이 무엇보다 중요하다. 또 운동이 끝난 뒤에는 땀에 젖은 옷을 계속 입고 있지 말고 곧바로 따뜻한 물로 샤워를 하거나 마른 옷으로 갈아입어서 체온을 높여주어야 한다.

골절

골절은 뼈가 부러진 것을 말한다. 골절이 생기면 다친 부위가 변형되고 부어오르며 점차 멍이 들게 된다. 골절은 크게 두 종류로 구분할 수 있다. 한 방향으로 단순하게 골절된 것을 '단순 골절'이라고 하고, 뼈가 여러 조각으로 나뉘어 쪼개졌거나 부러진 뼈로 인하여 혈관이 손상된 경우를 '복합 골절'이라고 한다.

핵의학 검사
(방사선 핵종 검사)
동위원소를 정맥주사로 놓아 골격의 이상 부위를 찾아내는 검사

최근에는 스트레스 골절(피로 골절)이라는 용어가 운동선수들이나 운동을 자주 하는 사람들 사이에 사용되고 있다. 스트레스 골절이란 지속적이고 반복적인 충격으로 인하여 뼈에 미세한 금이 가는 것을 말한다. 그래서 일반 방사선 촬영을 하면 나타나지 않고 핵의학 검사를 해야 정확한 진단을 할 수 있다.

스트레스 골절이라고 진단을 받으면 통증이 사라질 때까지 4~8주 정도를 안정해야 하며, 통증이 심하면 석고를 이용해서 2~6주간 고정시켜야 한다. 안정을 취할 때는 통증이 없다가 운동을 하면 통증이 나타나는 경우가 있다. 운동 후에도 무딘 통증이 있고 손상 부위가 부어오른다든지, 눌렀을 때 통증이 느껴지는 경우는 스트레스 골절일 경우가 많으므로 진찰을 받아 치료해야 한다.

가장 좋은 치료법은 통증을 유발하는 활동을 중단하고 휴식을 취하는 것이지만, 자전거를 타거나 수영을 하는 것도 좋은 대체 운동이 될 수 있다.

탈골

탈골이란 서로 붙어 있어야 할 관절과 뼈가 외부로부터 지나친 힘을 받아 서로 어긋난 경우를 말하며, 탈구라고도 한다. '완전 탈구'는 인접한 관절면이 완전 분리되어 접촉이 되지 않는 상태를 말하며 '부분 탈구'는 관절들이 부분적으로는 붙어 있지만 형태가 변형된 것을 말한다.

탈골이 된 경우에는 손상 부위를 만지지 말고 다친 부위를 차갑게 해서 안정하고, 병원에서 치료를 받도록 해야 한다.

알·고·합·시·다
약물복용과 운동

해외의 경우 프로 운동선수들 중에 경쟁자보다 우위를 차지하기 위해 약물을 복용하는 경우가 종종 있다. 그 결과 도핑테스트에 걸려 그동안 세웠던 기록과 수상을 박탈당하는 것은 물론 약물복용에 따른 부작용으로 건강과 생명까지 위협을 받는다.

일부 선수들이 근육을 강화하고 투지를 높이기 위해서 복용하는 스테로이드계 약물은 남성호르몬의 일종인 테스토스테론의 화학적 합성물이다. 스테로이드계 약물을 장기간 대량으로 투여하면 간이 손상을 입게 되는 것은 물론 심장 발작 등 심장 질환을 일으킬 수 있어 문제가 된다. 남성의 경우는 고환이 위축되거나 정자의 생산이 감소돼 불임이 될 수 있고, 여성의 경우는 월경주기가 불안정해지며 남성 같은 근육이 생기고 굵고 탁한 목소리, 다모 및 탈모 현상이 나타날 수 있다.

이와 같이 운동 능력을 향상시키기 위한 약물복용은 스포츠 정신에 위배됨은 물론 선수 자신의 건강에도 좋지 않다는 것을 명심해야 한다.

2

몸의 각 부위에
생길 수 있는 부상

무리한 운동을 하면 몸에 이상이 생기거나 부상을 입는 경우가 많다. 따라서 운동을 하다가 몸에 나타날 수 있는 이상 증상과 부상 유형을 미리 알아두면 적절한 예방 조치를 취할 수 있다.

어깨 부위

쇄골빗장뼈, 견갑골어깨뼈, 그리고 어깨와 연결된 팔의 윗부분이 주로 부상을 당할 수 있다. 어깨 부위가 골절되면 대부분 인대도 함께 상한 것으로 볼 수 있다. 스키, 사이클링, 승마 등을 하다가 떨어지면서 어깨를 부딪히는 경우와 축구, 럭비 등의 운동 중 손을 밖으로 뻗은 상태에서 부딪히는 경우에 주로 골절이 일어난다.

골절이 되면 통증과 함께 골절 부위가 부어오른다. 완전 골절이 되면 뼛조각이 분리되기 때문에 눈으로도 팔이 변형된 것을 확인할 수 있다.

상해는 운동 중 무리한 욕심 때문에 주로 발생되므로 꾸준한 연습이 필요하며, 골절의 경우는 상태를 보존하여 병원으로 즉시 후송해야 한다.

손목 부위

손목 부위의 부상은 인대가 심하게 늘어난 경우가 많다. 인대가 하나 이상 손실되면 그 증상은 더욱 심각하며 회복도 더딘 편이다. 염좌가 되면 관절 부위의 모양이 변할 수 있으며, 내부 출혈이 있는 경우는 부상 부위가 부어오르고 만졌을 때 심한 통증을 느끼게 된다. 이럴 때는 부목 등을 이용해서 손목이나 그 밖의 염좌 된 부위를 움직이지 않도록 고정한 다음 응급 처치를 한다.

팔꿈치 부위

팔꿈치 부상은 뼈를 감싸고 있는 근육, 건, 인대에 염증이 생긴 경우가 많다. 팔꿈치 부위를 감고 있는 근육 조직에 만성적으로 충격을 주거나 갑작스럽게 강한 충격을 주면 뼈를 감싸고 있는 건과 주위 조직이 부분적으로 파열된다.

팔꿈치 부위에 부상을 당했을 경우는 팔꿈치 아래쪽에 있는 근육이 충분한 근력을 유지할 수 있을 때까지 테니스와 같은 운동은 하지 말고 충분한 휴식을 취하는 것이 좋다. 그리고 준비운동을 해서 근육을 충분히 풀어주어야 하며, 테니스 같은 운동을 할 때에는 바르고 정확한 동작으로 운동을 하는 것이 부상을 예방하는 요령이다.

다리 부위

다리 부위는 충격을 많이 주는 운동을 하다가 피하조직^{피부 아래 조직, 지방조직}과 근육 등에 상처를 입는 경우가 많다. 부딪히거나 해서 근육 조직이 큰 충격을 받으면 근육의 기능은 일시적이기는 하지만 현저하게 약해진다. 이때는 모세혈관이 파괴되면서 출혈이 생기고, 부상 부위가 부어오르며, 심한 통증을 느끼게 된다. 부상 부위를 눌러주면 통증이 더욱 커지고, 심한 경우에는 딱딱해지는 것을 느끼게 된다.

부상 부위의 피부는 모세혈관이 출혈을 일으키면서 처음에는 붉은빛을 나타내다가 점차로 검푸른 색으로 변하게 된다. 이때는 의자 위에 다리를 올려놓고 충격을 받은 부위를 얼음주머니 등을 이용하여 차갑게 해주어야 한다.

무릎 부위

체중이 너무 많이 나가는 경우에 무릎 부상이 생기기 쉽다.

무릎 부상은 무릎의 연골이나 인대가 약해진 경우에도 많이 발생하며, 심폐 지구력 증진 운동을 할 때 너무 오랜 시간 운동을 해서 무릎 마찰로 인한 기능적 염증[*]을 일으키는 경우도 많다.

> **기능적 염증**
> 현재는 통증을 느끼지 않지만 반복적으로 사용하게 되면 관절 주위에 염증으로 발전할 수 있는 염증

따라서 무릎 부상을 예방하려면 좋은 운동화를 선택해서 신고, 딱딱한 아스팔트나 콘크리트 바닥 대신 운동장이나 잔디밭 등에서 운동을 하는 것이 좋다. 운동이 끝나면 차가운 물수건으로 부상 부위의 열을 식혀주며 다리를 의자 위에 올려놓는다.

무릎 부상이 있거나 부상을 예방하려는 경우에는 수영과 같이 충격이 적은 운동을 하는 것이 좋다. 하지만 수영을 할 때도 평형과 접영은 허리 부위에 충격이나 압박을 가할 수 있으므로 되도록 피하는 것이 바람직하다.

가슴 부위

가슴 부위의 외상은 주로 흉골늑골과 늑골 사이, 가슴 가운데과 늑골갈비뼈의 외상으로 구분할 수 있는데, 생명에 관계되는 부상이므로 특별한 주의가 필요하다. 특히, 야구 선수가 피처의 공에 가슴을 맞았을 때라든가 아이스하키 선수가 퍽에 가슴을 맞았을 때는 늑골이 손상되거나 심장이 정지될 수 있으므로 신속하게 심폐 소생술을 해야 한다. 따라서 어린 야구 선수나 아이스하키 선수의 경우에는 볼에 맞는 것에 대비하여 반드시 보호 장구를 착용해야 한다.

얼굴 부위

얼굴 부상은 직접적인 충격 때문에 얼굴의 조직과 피부가 손상된 것을 말한다.

얼굴 부상은 대개 타박상일 경우 충격 부위에 둥글게 붉은 멍이 생기며 통증이 있다. 얼굴에는 혈관이 많이 분포돼 있기 때문에 부상을 당하면 피가 많이 날 수 있다. 하지만 상처가 단지 외상뿐이라면 직접적인 생명의 위협은 없으므로 당황하지 않아도 된다.

얼굴에 부상을 당하면 일단 숨을 쉴 수 있도록 해주고 피를 멎도록 지혈한다. 또 손상 부위가 감염되지 않도록 깨끗이 해야 하며, 통증이 심할 때는 얼음주머니를 만들어서 젖은 수

온열치료(Hot pack)
더운물로 수건이나 핫 팩을 따뜻하게 해서 상처 부위를 따뜻하게 해주는 치료

건을 대고 환부를 15분 정도 차갑게 해준다. 72시간 정도 지난 후에는 상태에 따라 온열치료˙를 하는 것이 좋다.

눈

눈에 부상을 입으면 눈 주위의 뼈가 타박상을 입거나 골절되기도 하며 눈꺼풀이 찢어지는 경우도 있고, 심할 경우에는 각막이나 안구가 손상되기도 한다.

눈꺼풀 부위에 손상을 입으면 통증, 충혈, 출혈, 시력이 떨어지는 등의 증상이 나타난다. 안구가 손상되면 눈에 통증이 있는 것은 물론 밝은 빛에 적응을 못해서 눈꺼풀에 경련을 일으키거나 눈물이 흐르는 등의 증상이 나타난다.

눈을 다쳤을 때의 응급조치로는 일단 부드러운 천으로 얼음 조각을 싸서 두 눈위에 가볍게 올려놓은 다음 병원으로 후송한다. 응급조치가 끝난 뒤에는 선글라스로 빛을 차단해야 하며, 얼음주머니나 따뜻한 물수건을 대서 통증을 완화한다. 통증이 사라질 때까지는 잘 때 베개를 두 개 겹쳐서 베고 자면 눈의 위치가 심장보다 높아지기 때문에 눈으로 혈액이 몰리지 않는다.

귀

귀에 직접적인 충격을 주거나 갑자기 기압이 변하면 귀가 손상된다. 타박상에 의해 손상을 입었다면 귀 주변에 통증을 느끼게 되고 내이˙가 상하면 소리가 잘 들리지 않거나 귀가 윙윙거리듯 울리며, 평형 감각에 이상이 생기고, 고막 파열 때문에 출혈 등의 증상이 나타난다.

응급조치를 하기 전에는 머리를 흔들거나

> **내이**
> 내이-귓속, 중이-귀 가운데, 외이-귀 바깥

두드리지 말아야 한다. 귀를 다친 상태에서 머리를 흔들거나 두드리면 출혈이 생길 수 있기 때문이다.

응급조치로는 깨끗한 천이나 소독된 밴드로 바깥쪽 귀를 덮은 다음 얼음주머니를 대주고, 그 위를 압박붕대로 느슨하게 감은 뒤 누운 상태로 응급 시설에 후송한다.

코

코에 부상을 입으면 통증이나 압통_{누르면 나타나는 통증}이 나타난다. 또한 코가 붓거나 멍이 들며 코를 통한 호흡이 곤란해지기도 한다. 심한 경우는 코가 변형되거나 코피가 날 수도 있다.

코피가 나면 바로 앉아서 머리를 구부린 다음 깨끗한 물로 세수를 한다. 입에 피가 고여 있으면 뱉도록 한다. 피가 나오는 쪽의 코를 한 손가락으로 막고 지혈하며, 양쪽에서 피가 나올 경우는 양손으로 코를 막고 입으로 호흡을 한다. 코피가 멈추면 솜으로 콧구멍을 막는다.

콧구멍 가까운 곳에서 출혈이 일어나는 경우에는 간단히 지혈이 될 수 있지만 위의 방법으로도 지혈이 되지 않으면 코의 깊은 곳에서 출혈이 생긴 것일 수 있으므로 빨리 응급실로 가야 한다.

턱

턱 부상은 턱에 직접적인 충격을 주거나 과도하게 입을 벌렸을 경우에 많이 발생한다. 부상 직후는 턱 주위 근육에 경련이 일어나기도 한다.

턱이 빠진_{탈구} 경우는 입을 다물지 못하며 턱이 부어오르면서 심한 통증을 느끼게 된다. 심한 경우에는 골절 부위에 심한 통증과 종창* 등이 발생하는데, 턱이 완전히 골절되면 얼굴 형태가 변하기도 한다. 환자는 말을 하거나 무리하게 입을 다물려고 하지 말고 바로 병원으로 가야 한다.

종창
염증이나 종양 때문에 몸의 어떤 부분이 부어오르는 것

목 부위

목이 골절되면 경추 부위_{목등뼈}도 함께 삐거나 빠지는 경우가 많다. 경추에 손상을 입으면 전신이 마비되면서 호흡 곤란이 오기 때문에 생명을 잃을 수도 있다.

목 부위 골절 증상으로는 근육 신경 조직이 파열되면서 출혈이 생기고 골절 부위가 붉게 부어오르는 것이다. 만지면 통증이 더 심해지며 골절 부위 아래로는 마비 증상이 나타난다. 따라서 목 부위 골절이 의심되면 담요로 환자를 따뜻하게 해준 후 부상 부위를 고정해야 한다. 환자가 머리에 헬멧 등을 쓰고 있는 경우 벗기려고 해서는 안 된다.

목 염좌는 척추의 경추 부위에 한 개 이상의 인대가 심하게 늘어난 상태이다. 인대가 손상될수록 통증도 심하며 치료 기간도 길어진다.

내장 기관

신장

신장은 혈관으로부터 영양분을 최종적으로 재흡수하는 것은 물론 불필요한 물질은 밖으로 내보내는 기관이다. 접촉성 운동을 하다가 무릎이나 헬멧 등에 의한 충격이 옆구리 근육을 통해 신장까지 전달될 경우 손상될 수 있다. 신장이 손상을 입으면 옆구리와 등에 통증이 생기며 체온이 상승되면서 소변에 피가 섞여 나오게 되므로 담요로 몸을 따뜻하게 덮고 응급실로 후송한다.

비장

가슴의 왼쪽 부위에 충격이 가해지면 비장이 손상될 수 있다. 비장이 손상되면 복부 통증과 압박감, 왼쪽 어깨나 왼쪽 목 부위에 통증이 나타난다. 또한 심장박동 수와 호흡수가 증가해서 호흡이 가빠지며 혈압은 떨어지게 된다. 수술을 하면 증상은 좋아지지만 수술 후 6주간은 안정을 취해야 한다.

> **비장**
> 위(胃)의 왼쪽 뒤에 있는 장기. 둥근 모양으로 되어 있으며 림프구를 만들고 노폐한 적혈구를 파괴하는 역할을 함

간

상복부 또는 가슴의 오른쪽 부위에 충격을 받으면 간이 손상될 수 있다. 간이 손상되면 헛구역질과 함께 복부나 우측 어깨, 목 부위에 통증과 압박감이 나타난다. 그리고 비장이 손상됐을 때와 같이 심장박동 수와 호흡이 빨라져서 호흡이 가빠지며 혈압이 떨어지고 얼굴이 창백해진다.

이런 증상을 보일 때는 담요를 덮어서 가장 가까운 응급 시설로 신속히 후송한다. 이때 물이나 음식, 진통제 등을 환자에게 주면 간 기능의 이상 유무를 알지 못하므로 삼가야 한다.

3

응급처치는
어떻게 하나?

부상을 당했을 때의 응급처치

일반적으로 운동을 하다가 부상을 당하면 통증, 부어오름, 출혈, 만질 때 통증이 생기는 증상 등이 나타난다. 부상이 심하면 즉시 병원으로 가야 하지만 가벼운 염좌, 건염, 좌상 등은 초기에 다음과 같은 방법으로 응급처치를 할 수 있다.

부상당한 부위를 움직이지 말고_{안정, Rest}, 얼음찜질을 해주고_{얼음찜질, Ice}, 압박붕대 등으로 가볍게 감아주고_{압박, Compression}, 다친 부위를 심장보다 높게 올려주도록_{거상, Elevation} 한다. 이 네 가지 초기 치료법을 영어의 첫 글자를 따서 RICE 요법이라 한다. 이렇게 처치를 해도 24~48시간 내에 다시 움직일 수 없으면 반드시 병원을 찾아 정확한 진찰과 치료를 받아야 한다.

인공호흡

응급처치를 하기 전에 우선 기도가 열려 있는지, 숨을 쉬고 있는지를 확인하는 것이 중요하다. 그다음에 심장이 뛰고 있는지, 또는 심한 출혈이 있는지를 확인해야 한다.

인공호흡은 1회에 1~1.5초 정도 지속한다. 성인은 매 5초마다, 소아는 매 4초마다 구강 대 구강법을 이용하거나 구강 대 비강 콧구멍에서 인두(咽頭)까지 이르는 빈 곳 호흡법을 이용해야 한다.

인공호흡을 할 때에는 먼저 목의 경동맥을 만져보아 맥박이 있는가를 확인한다. 그다음, 주위 사람에게 도움을 요청하고 딱딱한 바닥에 자연스럽게 눕힌다. 환자를 눕힐 때는 반듯이 눕혀야 하며 호흡을 위해 기도가 열리도록 하고 숨을 쉬고 있는지 확인해야 한다. 만약 호흡이 없으면 머리를 뒤로 젖히고 숨을 깊이 들이마신 다음 숨이 새지 않도록 자기 입을 크게 벌려 환자의 입 둘레를 덮고, 환자의 가슴이 약간 불룩해질 때까지 숨을 불어 넣는다. 그리고 경동맥을 다시 짚어보아 심장이 뛰는지를 확인하고 응급 의료 기관으로 연락한다.

가슴을 누르고 힘을 빼는 동작은 갑작스럽게 하지 말고 부드럽게 해야 한다. 누르는 동작 사이에 쉬어서는 안 되며 규칙적으로 꾸준하게 해야 한다. 힘을 뺄 때는 가슴에 가한 압력을 완전히 풀되 가슴에서 손을 떼거나 손의 위치가 움직이지 않도록 해야 한다. 만일 가슴에서 손을 떼게 되면, 처음 시작할 때처럼 정확한 손의 위치를 다시 잡아야 한다. 1분에 80~100회 정도 누르기를 한다.

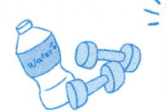

❶ 기도 열기

의식을 잃으면 혀 뿌리 부분이 구강의 벽에 닿으면서 기도가 막히기 쉽다. 우선 한 손을 환자의 이마에 얹어 머리를 뒤로 젖히면서 다른 한손의 손가락으로 턱을 밀어 올려 기도를 확인한다. 이때 환자의 입이 다물어지지 않도록 하고 턱 밑의 연한 부분을 누르지 않도록 주의한다.

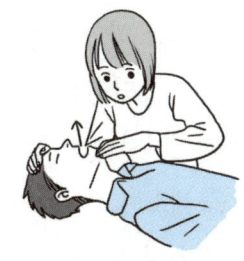

❷ 호흡 확인

기도가 열린 상태에서 환자의 입과 코에 귀를 대고 3~5초간 호흡을 듣고 느낀다.

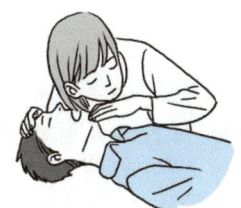

❸ 두 번 충분히 불어 넣기

숨을 길게 들이마신 다음 손으로 환자의 코를 잡아 막고, 입을 크게 벌려 환자의 입언저리에 입술을 밀착시킨다. 두 번 숨을 충분히 불어넣으면서 환자의 가슴의 부풀어 오르는 것을 확인한다. 만약 환자의 가슴이 부풀어 오르지 않으면 공기가 제대로 들어가지 않았거나 기도 내에 이물질이 들어갔을 수 있다. 매회 1~1.5초 정도 반복 실시한다.

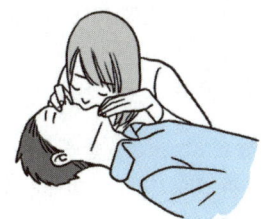

❹ 흉부 압박하기

팔의 힘이 아닌 상체의 체중을 이용하여 수직으로 힘을 가한다. 앞뒤로 흔들거나 수직 압박이 안 되면 압박의 효과가 없다.

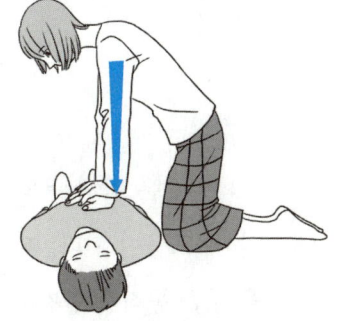

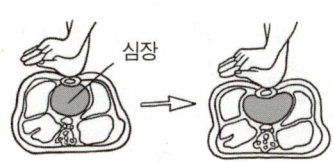

심장

265

마사지

운동 전에 주동근_{운동 동작에 따라 주로 사용되는 근육}이나 관절을 중심으로 가볍게 5분 정도 마사지를 하면 혈액순환이 좋아지고 몸이 따뜻해지기 때문에 정신적인 불안감을 줄이고 안정감을 가질 수 있다. 마사지는 운동 중이나 휴식 시간에 할 수 있으며 자신이 스스로 할 수도 있고 주변 사람들끼리 서로 마사지를 해줌으로써 긴장감을 해소하고 근육의 통증을 없애는 데 도움을 줄 수 있다.

하지만 피부에 상처가 있거나 병의 징후가 있는 경우는 마사지를 하지 않는다. 급성 발작(정신 질환, 지나친 흥분), 피부 질환(염증, 농양, 습진, 대상포진, 발진, 찰과상), 혈액 질환(복부 출혈, 정맥 염증, 혈전증), 비뇨기과 질환(담석이나 신장결석) 같은 증상이 나타나거나 임신 중일 때에는 반드시 의사와 상의한다.

운동 중에 갑자기 근육에 경련이 일어나거나 근육이 뭉쳤을 때는 통증 부위를 신전하거나 손으로 잡고 내리눌러서 진정한다. 통증이나 경련이 심할 때는 테이핑을 해서 관절을 고정하고, 통증이 있는 부위에는 찬 수건이나 얼음찜질로 충분히 마사지를 해주어야 한다.

> **농양**
> 세균의 침입으로 신체의 조직 속에 고름이 고이는 증세
>
> **대상포진**
> 바이러스 감염으로 일어나는 수포성 질환. 몸에 띠 모양으로 수포가 생기며 열이 나고 통증이 매우 심함
>
> **혈전증**
> 혈관 안에서 피가 엉기어 굳는 증상

테이핑

테이핑은 몸의 움직임을 제한하지 않으면서도 신체의 약한 부위를 지지해야 할 때 도움이 된다. 따라서 최근에 치유된 상처가 있는 경우나 약한 부위에 부담을 주는 동작을 방지해야 할 때 테이핑을 해주면 좋다.

266

테이핑은 예방 목적으로도 사용할 수 있다. 건강한 발목을 테이핑하면 부상을 입기 쉬운 관절 주위 근육에 긴장력을 주게 되므로 부상도 예방하고 운동을 보다 효율적으로 할 수 있게 된다. 특히, 심한 충격으로 발목이나 어깨 등을 다치기 쉬운 축구나 배구, 농구 경기에서 테이핑을 하면 매우 효과적일 수 있다. 일례로 미국의 프로 농수 선수들은 시합 전 테이핑을

테이핑용 가위

일반 가위는 끝이 뾰족해서 테이프를 자를 때 손을 찌를 위험이 있다. 하지만 테이핑용 가위는 끝이 뭉툭해서 피부를 상하지 않게 하므로 테이프를 제거할 때는 반드시 테이핑용 가위를 사용하는 것이 좋다.

하는 것이 의무화되어 있지만 국내에서는 선수들 개개인의 필요에 의해서 시행하고 있다.

테이핑을 하기 전에는 관절의 상태가 괜찮은지를 알아보는 자세한 검진이 필요하다. 상해가 있는 상태에서 테이핑을 하고 운동 경기를 하면 안정감은 줄 수 있지만 부상을 입은 부위가 경기를 하면서 더욱 악화될 수 있다.

테이핑을 할 때는 테이핑할 부위를 깨끗하게 해야 한다. 또 부상이 있는 경우는 테이프를 부상 부위의 위쪽에서 아래쪽으로 감아야 한다. 테이핑하면서 주름이 생기거나 겹치는 부위는 피부에 자극을 주어 물집과 피부 질환이 생길 수 있다. 따라서 테이프를 부드럽게 감아주고, 제거할 때도 테이핑용 가위를 이용해야 한다.

지혈

지혈은 출혈 부위를 직접 압박해서 피를 멈추게 하는 방법이다. 삼각건이나 붕대가 준비될 때까지 상처로부터 심장에 가까운 동맥 부위를 일시적으로 압박한다. 팔다리에서 피가 날 경우는 먼저 지혈대로 삼각건이나 스카프를 5cm가량의

폭으로 접어서 압박할 부위의 동맥 위쪽에 놓는다. 혈관 위에는 손수건 같은 것을 작게 접어서 댄다. 지혈대를 두를 부위에 옷을 입었더라도 그리 두껍지 않으면 옷을 입은 위에다 지혈대를 놓는다.

지혈대는 상처가 있는 팔이나 다리 주위에 단단하게 이중으로 돌려서 반맺음을 한다. 길이 20~30cm의 튼튼한 막대기를 매듭 위에 놓고 막대기가 풀리지 않도록 단단히 동여맨 다음 막대기를 뒤틀어 돌려 출혈이 멎을 때까지 지혈대를 조인다. 지혈이 되면 막대기는 지혈대의 남은 부분이나 다른 끝으로 묶어서 그 자리에 고정한다. 지혈대는 가까운 거리의 경우는 가볍게 압박을 하고 오랜 시간이 경과하는 거리라면 상황에 따라 압박의 강도를 높여야 한다.

마라톤으로 술을 끊은 남자

체력이 유난히 좋아 보이는 어떤 회사원이 있었다. 대체 평상시에 어떤 운동을 하기에 저처럼 건강해 보이는 걸까 싶어 물었더니 마라톤 덕분이라고 했다. 그런데 마라톤을 시작한 이유가 다른 사람과는 조금 달랐다.

그가 다니는 회사의 사장이 술을 매우 좋아하는 사람인데, 문제는 거의 매일같이 술을 마시러 가자고 하더라는 것이다. 그는 술을 좋아하지 않았지만 어떻게 할 도리가 없어 한동안 그 사장에게 억지로 끌려다녔다. 그러던 어느 날, 도저히 더 이상은 안 되겠다 싶었던 그는 사장에게 오늘부터 술을 끊고 마라톤을 시작하기로 했다는 결심을 이야기했다. 그때 사장은 '그래, 잘해봐라. 니가 그걸 어떻게 하겠니.' 하면서 금방 포기할 것이 뻔하다는 반응을 보였다고 한다. 하지만 그는 자신이 말한 대로 꾸준히 마라톤을 했고, 나중에는 마라톤 그 자체에 매료되어 계속 달렸다. 그리고 지금은 누구도 부러워할 만한 건강을 가질 수 있게 됐다.

필자는 그가 운동의 효과를 최대로 얻을 수 있도록 마라톤을 하면 나타나는 생리적 현상을 설명해주고 지켜야 할 식습관은 어떤 것인지, 운동화는 어떤 것을 신어야 하는지 자세히 알려주었다.

이처럼 무엇보다도 꾸준한 운동만이 건강을 약속하는 보증수표라고 할 수 있다.

운동복과 운동화 선택 요령

운동복은 색상이나 디자인도 중요하지만, 운동을 하는 데 어떤 지장이나 부담 감을 주지 않도록 활동하기에 편안하고 기능적으로 적합한 것이 우선이다. 따라 서 야구나 검도 등 운동 종목에 따라 필요한 운동복이 달라질 수 있지만, 공통적 으로 어깨 부위를 편안히 움직일 수 있는 상의와 무릎을 움직이는 데 불편이 없 는 반바지(겨울에는 긴 바지)가 적당하다. 또한 체온 조절을 위해 추운 날에는 보온이 잘 되고 더운 날에는 땀의 흡수와 발산이 잘 되는 소재로 만든 운동복을 골라야 하며, 특히 피부와 접촉하는 부분은 통기성이 좋고 땀 흡수력이 뛰어나야 한다. 나일론 섬유로 된 운동복은 신축성이 뛰어나 기능 면에서는 좋지만 땀 흡 수가 잘 안 되기 때문에 입지 않는 것이 좋다.

점퍼 같은 바람을 막기 위한 옷은 찬 공기를 막아주며, 필요하다면 벗을 수도 있으므로 등산을 하거나 조깅을 할 때 매우 유용하다. 그러나 이런 옷은 대부분 통기가 되지 않으므로 날씨나 상황에 맞게 입어야 효과적이다.

그리고 여성은 브래지어를 착용할 때 호흡에 불편함이 없을 정도로 충분히 느 슨하면서도 유방이 지나치게 흔들리지 않게 받쳐줄 만큼 편안한 것을 착용하는 것이 좋다. 남성은 농구나 달리기를 할 경우 고환 지지대를 착용할 필요도 있다.

양말은 자기 발 크기에 맞는 것을 신도록 하며, 두툼하고 통기성과 땀 흡수력이 뛰어난 면양말이 여러모로 유용하다. 얇은 양말이나 작아서 꼭 끼는 양말은 발톱이 다른 발가락에 파고 들어가게 만들 수 있으며, 반면 너무 느슨한 양말은 물집의 원인이 되기도 한다. 맨발에 운동화만 신을 경우에는 물집, 발톱 손상, 찰과상_{무엇에 쓸리거나 긁혀서 생긴 상처}, 발 냄새, 신발 내부의 마모 현상 등이 일어날 수 있으므로 꼭 양말을 신어야 한다.

운동화는 발에 주는 충격을 줄일 수 있으며, 경기력을 향상하는 데 많은 도움을 준다. 2008년 베이징 올림픽에서 자메이카 육상 선수인 우사인 볼트가 전력 질주 후 팬의 환호에 답례를 할 때 운동화를 들고 세레머니를 한 것은 그만큼 운동화의 고마움을 느끼는 감사의 표시라고 생각할 수 있다. 따라서 운동 종목과 난이도에 따라 알맞은 운동화를 신는 것이 무엇보다 중요하다. 자신에게 적합한 운동화를 선택하고 시설이 잘 갖춰진 곳에서 운동을 하면 발과 발목의 상해를 예방할 수 있을 뿐만 아니라 무릎, 허리 등의 관절과 뼈의 손상을 줄일 수 있다.

우리가 운동화를 신는 가장 큰 이유는 운동화가 운동을 할 때 받을 수 있는 충격을 흡수하기 때문이다. 운동화는 550km에서 640km 정도를 달리고 나면 충격을 흡수할 수 있는 능력이 50% 정도로 떨어지므로 매일 4km씩 운동화를 신고 달리기를 한다면 대략 4~6개월마다 운동화를 교체해야 한다.

운동화는 발뒤꿈치 쪽에서 엄지발가락 쪽으로 굽혔을 때 굽히고자 하는 방향으로 쉽게 구부러져야 유연성이 좋다고 할 수 있다. 운동화의 바닥이 너무 두꺼우면 운동화가 굽혀지지 않게 되며 정강이 근육과 다리에 부상을 입을 수 있다. 반면 운동화가 너무 유연해서 심하게 비틀어지면 다리가 너무 여러 방향으로 움직일 수 있어서 발목과 슬관절에 상해를 입을 수 있다.

달리기를 할 때 운동화는 안쪽으로는 약간 낮고 바깥쪽은 10~15mm 정도 높게 되어 있는 것이 좋다. 이것은 운동을 할 때 발뒤꿈치에 오는 충격을 분산하기

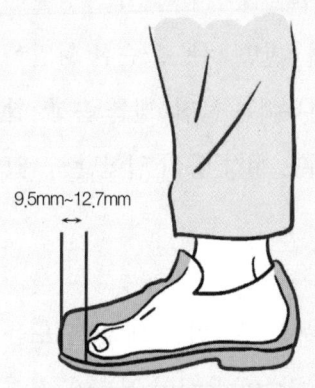

9.5mm~12.7mm

● 자연스럽게 선 상태에서 엄지발가락 끝과
운동화의 내부 끝까지 9.5mm에서 12.7mm
정도의 간격이 있어야 한다.

위한 것이다. 또한 발뒤꿈치가 편안하면 발이 바깥쪽으로 기울어지는 것을 예방해준다. 스텝 운동15cm, 30cm 정도의 높이의 스테퍼를 박자에 맞추어 오르고 내리는 운동이나 에어로빅 무용을 할 때는 운동화의 뒤꿈치 바닥이 충격을 흡수할 수 있어야 한다. 그리고 운동화 바닥에 있는 굴곡 홈은 발에 물집이 잡히는 것을 예방하고, 발의 피로를 없애는 데 도움을 주며 부상의 위험을 줄여준다.

운동화 내부는 천으로 되어 있어야 습기의 흡수나 통풍이 잘 되어 발의 온도를 유지해줄 수 있다. 정상 성인 남성의 발에서 하루 동안 나오는 땀의 양은 약 40ml 정도이며 여성은 20ml 정도이다. 땀으로 젖어 있는 천은 열을 밖으로 내보내는 기능이 떨어지므로 운동으로 땀이 많이 났을 때는 양말과 운동화를 바꾸어 신는 것이 좋다.

운동화의 수명을 길게 하려면 한 운동화만 신지 말고 다른 운동화와 번갈아 신는 것이 좋고, 세탁을 잘 해두어야 한다. 운동화를 열기구에 가까이 놓고 말리면 외부의 가죽이 딱딱해져서 갈라질 수 있으므로 피해야 한다. 또한 운동화의 형태를 보존하기 위해서는 운동화 속에 운동화 걸이를 넣어 말리는 것이 바람직하다.

만약 두 발 중 한쪽 발이 클 경우에는 큰 발에 맞춰 운동화를 구입한다. 운동 양말을 신었을 때 편안할지, 충격을 잘 흡수할 수 있는지, 안정성과 유연성, 내구성 등이 어떤지 우선적으로 살펴보아야 하며, 동일한 규격이 표시되어 있다 하더라도 제조 회사마다 조금씩 크기에 차이가 있으므로 반드시 신어보고 구입하도록 한다.

운동화를 신고 자연스럽게 선 상태에서 엄지발가락 끝과 운동화의 내부 끝 사이에 9.5mm에서 12.7mm 정도의 간격이 있어야 한다. 신은 상태에서 발뒤꿈치와 발의 가장 넓은 볼 부분이 편안하고 잘 맞아야 한다. 따라서 발이 최대한 커져 있는 저녁에 운동화를 구입하는 것이 좋다

체력 요인별 증진 방법

체력 검사를 하는 이유는 나이와 성별에 따른 평균치에 비해 자신의 체력이 어느 정도인지를 알아보기 위한 것이다. 자신의 체력이 어느 정도인지 알고 운동을 하게 되면 운동의 효과를 객관적으로 알 수 있게 된다.

❶ 근력과 근지구력을 높이는 운동 방법

근력은 일상생활에서 동작을 할 때 필요한 체력으로, '피로를 느끼지 않고 일을 할 수 있는 능력'이다. 그리고 근지구력이란 '일정한 근육 작업을 일정한 강도로 지속할 수 있는 능력' 혹은 '가해진 저항에 대하여 반복해 힘을 내거나 근육이 지속적으로 수축할 수 있는 능력'이다.

- 처음에는 팔의 간격을 좁혀서 팔굽혀펴기를 하다가 차츰 간격을 넓힌다.
- 똑바로 서서 벽에 손바닥을 대고 5~10초 정도 힘껏 밀기를 한다.
- 철봉에 매달려서 흔들기를 하거나 턱걸이를 한다.
- 가까운 거리는 걸어 다니고 등산을 자주 한다.
- 의자에 앉아 양 손바닥을 무릎 위에 대고 강하게 5~10초 정도 누른다.
- 편안한 자세로 누워서 무릎을 세우고 발을 고정시킨 뒤 윗몸일으키기를 한다. 초보자의 경우는 관절의 가동 범위를 낮추는 방법으로 무릎에 손바닥이 닿도록 한다.

❷ 유연성을 높이는 운동 방법

관절은 근육, 건, 인대로 구성되어 있는데 그 관절이 움직일 수 있는 능력을 유연성이라고 한다. 나이가 많아도 유연성이 뛰어나다면 관절의 기능이 노화되지 않았다는 것을 의미한다.

- 아침저녁으로 스트레칭 체조를 한다.

- 무릎을 편 상태에서 허리를 굽혀 구두끈을 매거나 풀기를 한다.

- 비만인 사람은 체중 감량을 한다.

- 편안히 앉아 다리를 쭉 뻗은 상태로 앞으로 숙여 무릎에 가슴이 닿도록 한다.

- 허리 근력 증진 운동을 같이 하면 좋다.

❸ 심폐 지구력을 높이는 운동 방법

심폐 지구력은 운동을 지속할 수 있는 심장과 폐의 능력으로서, 신체의 산소 섭취 능력과 심박출량을 직접적으로 알 수 있는 판정 지표이다.

- 자신의 건강 상태(심장, 폐 기관)를 검사한다.

- 운동 전에 반드시 준비운동을 한다.

- 줄넘기와 계단 오르기를 한다.

- 조깅, 자전거, 등산, 수영 등의 운동을 한다.

- 출퇴근 시에 약간 빠른 걸음으로 걷거나, 일부러 주차를 멀리 떨어진 곳에 해서 평소 걷는 양을 늘린다.

❹ 순발력 증진 운동 방법

순발력이란 '근육이 최대 힘을 발휘할 때 얼마나 빠른 시간 내에 일을 할 수 있는가 하는 수축력'을 말한다. 과거에 구기 운동을 했었거나 규칙적인 운동을 해서 체력이 좋았다면 나이가 많아져도 순발력이 뛰어나다.

- 계단을 두 계단씩 오른다.

- 줄넘기를 하거나 토끼뜀을 한다.

- 의자에 앉아 양 발목을 교차한 뒤 양 무릎을 바깥쪽으로 5~10초간 천천히 민다.

- 한쪽 발로 서서 신발이나 양말을 신는다(요통 환자는 해서는 안 된다).

- 의자에 앉아 발바닥에 힘을 주어 상체를 위로 올리고 아래로 내리는 동작을 반복한다.

- 발뒤꿈치를 들고 허리를 앞으로 굽힌 다음 팔을 좌우로 흔든다.

❺ 평형성 증진 운동 방법

평형성은 신체의 무게 중심을 잡을 수 있는 능력을 말한다. 평형성이 좋아지면 나이가 들어도 쉽게 넘어지지 않을 뿐만 아니라 어지럼증도 덜하게 된다.

- 줄을 그어놓고 줄 위를 똑바로 걷는다.

- 평균대 위에서 걷기를 한다.

- 한 발 들고 뛰기를 한다.

❻ 민첩성 증진 운동 방법

민첩성은 어떤 자극에 대하여 반응하는 능력을 말한다. 민첩성이 뛰어나면 운동신경이 발달하여 어떠한 운동에 대해서도 빠르게 기술을 습득할 수 있다.

- 왕복 달리기와 조깅을 한다.

- 비만인 사람은 우선 체중 조절을 한다.

- 편안히 누운 뒤 발끝을 위로 하여 젓는다.

- 줄넘기를 한다.